ÉDUCATION

PHYSIQUE ET MORALE

DES

NOUVEAU-NÉS

ET DE

LA NÉCESSITÉ DE L'ALLAITEMENT

POUR LA MÈRE

PAR

LE Dr J. GAUNEAU

Médecin du Bureau de Bienfaisance du Ve Arrondissement,
Ex-Médecin des Crèches du VIe Arrondissement.

———

NOUVELLE ÉDITION.

———

PARIS

ADRIEN DELAHAYE, LIBRAIRE-ÉDITEUR

Place de l'Ecole-de-Médecine,

———

1867.

DES NOUVEAU-NÉS

PARIS. — IMP. VICTOR GOUPY, RUE GARANCIÈRE, .

ÉDUCATION

PHYSIQUE ET MORALE

DES

NOUVEAU-NÉS

ET DE

LA NÉCESSITÉ DE L'ALLAITEMENT

POUR LA MÈRE

PAR

LE Dr J. GAUNEAU

Médecin du Bureau de Bienfaisance du Ve Arrondissement,
Ex-Médecin des Crèches du VIe Arrondissement.

—

NOUVELLE ÉDITION.

—

PARIS

ADRIEN DELAHAYE, LIBRAIRE-ÉDITEUR
Place de l'Ecole-de-Médecine, 23.

—

1867.

ÉDUCATION PHYSIQUE ET MORALE

DES NOUVEAU-NÉS

I

DE LA MORTALITÉ CHEZ LES NOUVEAU-NÉS

La mortalité des nouveau-nés a, de tout temps, préoccupé les médecins, les philosophes et les économistes. Cette question est, en effet, un des problèmes les plus intéressants de l'économie sociale. Chacun des auteurs qui ont traité ce sujet, l'a envisagé à son point de vue. Ainsi, pour les uns, la Providence l'avait réglé ainsi, afin de poser une barrière à l'accroissement trop rapide des populations ; d'autres y voient une nécessité de la vie sociale, pour empêcher le morcellement des fortunes. Un philosophe, célèbre entre tous, prend cette mortalité pour prétexte d'une réforme complète de l'homme, de ses habitudes sociales et de ses mœurs, et, dans des pages d'une rare éloquence, trace tout un système d'éducation. Quelques-uns, enfin, l'ont attribuée au relâchement des mœurs, à la misère, aux nourrices, à l'abandon, etc.

Parmi les médecins, à l'exception de Gardien, qui s'est occupé avec soin du nouveau-né et de son alimentation, ce n'est guère que dans ces derniers temps, que Nathalis Guillot, M. le professeur Trousseau et quelques autres, ont commencé à fixer sérieusement leur attention sur l'éducation de l'enfant à la mamelle. Mais personne, que nous sachions, ne s'est attaché à déterminer d'une manière précise la cause réelle de cette mortalité, en se fondant sur les lois de la nature et les données de la science.

Ne trouvant pas dans les théories, ni dans les systèmes tour à tour préconisés, l'explication suffisante, ni la raison d'être de cette mortalité si constante, que chacun semble l'admettre comme une nécessité, nous nous sommes demandé si elle était vraiment une loi de la nature et si tous les êtres organisés devaient la subir.

Cependant ayant observé que la plupart des enfants qui succombent dans le premier âge, présentent tous les mêmes accidents du côté des voies

digestives et les mêmes désordres dans leur constitution, nous avons pensé que la cause de cette
mortalité devait être *une* et, dans la majorité des
cas, constamment la même.

Laissant donc de côté toute idée d'économie
sociale et sans avoir de parti pris, nous avons
simplement étudié la nature et interrogé la
science.

Nos recherches nous enseignaient, d'abord, que
loin de vouloir apporter aucun obstacle à l'accroissement des populations, la Providence parais-
sait, au contraire, avoir multiplié les moyens de
reproduction, en raison des circonstances fâcheuses, inhérentes au milieu dans lequel chaque
espèce devait croître et se développer; tandis
qu'elle avait diminué ces moyens, suivant les
chances de sûreté et de protection que les produits de la fécondation devaient rencontrer de la
part des producteurs. Ainsi la plante, qui n'a nulle
protection à attendre et qui demande certaines
conditions bien définies pour pouvoir se développer, conditions qu'elle ne rencontre pas toujours
dans le milieu où elle vit, fournit une multitude
de graines, dont quelques-unes seulement arrive-
ront à reproduire l'espèce. Dans les animaux, on
voit diminuer le nombre des produits de la fécon

dation, à mesure que l'on se rapproche des animaux supérieurs, dont la force et l'intelligence assurent à leurs petits des soins et une protection plus efficaces.

Ensuite ces mêmes recherches, nous donnaient la conviction entière que cette mortalité hors de toute proportion, qui enlève environ les deux cinquièmes des enfants dans les deux premières années qui suivent la naissance, frappait l'homme seulement et que c'était à lui seul qu'il devait imputer cette malheureuse exception. Oubliant, ou ne voulant pas connaître les lois naturelles, il ne voit dans l'enfant qui vient de naître qu'un homme comme lui, il lui donne ses besoins et ses passions et le soumet à une éducation mauvaise, qui, si elle n'occasionne pas toujours la mort, engendre le plus souvent les constitutions faibles, la scrofule, le rachitisme, etc.

Nous avons appliqué à l'éducation des enfants confiés à nos soins, les idées que nos études et nos observations avaient fait naître en nous, et l'expérience est venue confirmer notre manière de voir.

Convaincu que tout homme qui croit posséder une idée utile à l'humanité, doit, après l'avoir soumise au creuset de l'expérience, la communiquer à ses semblables, quelles que soient ses forces et ses capacités, nous avons, simple ouvrier, apporté notre pierre à l'œuvre générale, et l'un des premiers nous appelions l'attention des jeunes mères sur la nourriture spéciale et les soins hygiéniques qu'il convenait de donner à leur nourrisson, en même temps que nous leur indiquions les moyens de façonner leur jeune intelligence (1).

Faire cesser cette mortalité, ou du moins l'amoindrir considérablement ; élever des enfants sains et robustes, aptes à devenir des hommes forts et meilleurs ; restreindre le nombre des constitutions faibles, des scrofuleux et des rachitiques ; tel était le double but que nous leur proposions d'atteindre.

Les résultats heureux que nous avons déjà obtenus, et la tendance chaque jour plus marquée vers l'adoption de nos idées, ont été pour nous un bien grand encouragement à persévérer dans nos travaux et à redoubler d'efforts pour combattre les préjugés plus funestes à l'homme que les influences fâcheuses qui environnent son berceau. Celles-là le déciment sans bruit, et sans que l'on

(1) *Education physique et morale des nouveau-nés, suivie de l'importance de l'allaitement pour la mère.* 1858. (E. Dentu, éditeur.)

puisse en quelque sorte y porter remède; tandis que des soins hygiéniques bien entendus et une éducation bien dirigée peuvent de beaucoup atténuer les conséquences désastreuses des autres.

Ce qui n'était alors qu'une espérance est devenu pour nous une certitude; dans peu, l'éducation physique et morale des nouveau-nés sera complétement modifiée. Déjà un fait nous est acquis, c'est la nécessité reconnue de l'*allaitement seul*, au moins pendant les premiers mois qui suivent la naissance.

Pouvait-il en être autrement dans un siècle où la science appliquée agrandit chaque jour le domaine de l'homme; où chaque jour elle apporte des changements dans tout ce qui concourt, non-seulement à son existence, mais encore à son bien-être; où la routine et les préjugés disparaissent devant la lumière qu'elle projette autour d'elle; où l'homme, qu'elle guide, se fait une étude constante du perfectionnement des races animales, soit pour sa nourriture, soit pour son utilité ou son luxe, en même temps que, par les réformes qu'il apporte dans la culture, il force la terre à lui fournir ses produits en plus grand nombre et de meilleure qualité?

Au milieu de cette transformation de tout ce

qui l'environne, l'homme ne pouvait rester sta-
tionnaire pour ce qui le touche de plus près, pour
lui-même! Il ne pouvait être indifférent à une
question beaucoup plus grave qu'elle ne le
paraît d'abord, l'amélioration physique et morale
de sa race!

Au moment où nous rassemblions les matériaux
destinés à cette nouvelle édition, c'est avec bonheur que nous avons entendu la tribune de l'Académie impériale de médecine, émue des plaintes
portées par MM. les docteurs Monot et Brochard,
sur ce qu'ils appelaient l'industrie des nourrices,
retentir de la parole de nos maîtres, qui procla-
maient des idées qui étaient les nôtres, et leur
donnaient l'autorité de leur savoir et de leur expérience.

Oui, il y a un grand péril social dans la manière
dont s'exerce, aujourd'hui, le métier de nourrice.
Ce n'est plus une seconde mère que vous donnez
à votre enfant, dans la personne d'une femme
partageant son lait entre son enfant et le vôtre,
non dans un but de lucre, mais seulement pour
alléger le fardeau de la famille. Non, nourrir l'enfant des autres, est devenu un métier. Et pour
quiconque s'est occupé de savoir ce que devenaient les enfants confiés à ces femmes, les faits

avancés par nos confrères ne sont malheureusement que trop vrais.

Nous ajouterons un seul trait au tableau qu'ils en ont tracé. Une jeune fille s'est présentée dans une famille comme mère, avec un nourrisson magnifique; et nous avons constaté de suite que non-seulement elle n'avait pas de lait, mais qu'elle n'avait jamais nourri, par la raison qu'elle n'avait jamais eu d'enfants!

Notre excellent ami, M. le docteur Malet, nous a rapporté un fait semblable. Seulement la jeune fille, pour mieux tromper la famille, présentait aux regards des seins volumineux.

L'Académie impériale de médecine s'occupe de réunir les éléments nécessaires pour pouvoir proposer à l'autorité compétente une réglementation de l'industrie des nourrices. Mais cela suffira-t-il pour remédier au mal, pour faire descendre cette mortalité effrayante de 35 p. 100 dans le grand bureau et de 48 p. 100 pour les nourrissons confiés par d'autres intermédiaires? (M. le docteur Broca, séance du 10 juillet 1867.) Nous ne saurions le croire.

En effet, cette mortalité est restée à peu près la même, et ce que nous disions, en 1858, des tables de Duvillard et du résultat obtenu par M. le docteur Bertillon, sur le dépouillement de l'état civil de 1840-49, dû à M. Heuschling, est encore vrai aujourd'hui, puisque M. le docteur Broca, d'après un tableau de la mortalité, depuis 1800 jusqu'à ce jour, annonce que cette mortalité a flotté entre 24 et 17 p. 100, pour l'âge de 0 à 1 an *seulement*. C'est pour le même âge à peu près, le chiffre donné par Gardien, qui écrivait au commencement du siècle. Aussi pouvons-nous toujours avancer que, sur 100 enfants nés le même jour, 60 à peine atteignent l'âge de dix ans, et encore parmi ceux-ci, combien en est-il qui portent comme traces indélébiles des maladies auxquelles ils ont échappé dans le premier âge, ou des infirmités plus ou moins graves, ou des germes d'affections mortelles, qui n'attendent pour éclater que l'âge de la puberté, de quinze à vingt ans ! Ce que confirme du reste le tableau de recrutement pour 1854, où l'on trouve que sur 100 jeunes gens inscrits, 50 à peine sont aptes au service militaire.

1.

II

DES CAUSES DE LA MORTALITÉ

DES NOUVEAU-NÉS

A peine l'homme est-il né que la mort vient l'enlever à sa famille, changer en douleur la joie que sa naissance avait causée et renverser les espérances qu'elle avait fait naître ! A quelle cause faut-il attribuer cette mortalité ?

Pour nous, la cause, nous ne disons pas unique, mais principale, *prédisposante*, de cette mortalité terrible, tient à la manière aussi irrationnelle qu'absurde, dont on élève les enfants nouveau-nés. Il faut autre chose que des règlements : les visites officielles, les récompenses, les punitions mêmes n'y feront rien. Car, bien que moins considérable, cette mortalité est encore énorme chez les enfants élevés par leur mère, surtout dans les campagnes ; et elle restera toujours la même, tant que l'on persistera à considérer l'enfant nouveau-né comme un homme fait, et à lui donner une nourriture autre que celle qui lui est propre, la seule qui convienne à ses organes faibles et imparfaits. Tout est là.

Nous ne prétendons pas que cette éducation mauvaise soit l'unique cause de la mortalité. Nos études et nos observations nous eussent bien mal servi, si, en même temps qu'elles nous démontraient ce que nous venons d'avancer, elles ne nous avaient également fait voir qu'en outre des coutumes et des préjugés funestes à l'enfant au berceau, d'autres causes non moins funestes venaient l'assaillir dès sa naissance. Les débats académiques en ont dévoilé plusieurs; chaque jour on en signale de nouvelles.

Ces causes fort complexes du reste peuvent se diviser en trois grands groupes :

1° Les causes indirectes (la débauche des parents, etc.), qui appartiennent à l'étude de l'économie sociale et sont hors de notre sujet.

2° Les causes directes, qui agissent seules et rapidement (sortie prématurée, etc.).

3° Les causes simplement occasionnelles.

Parmi les causes directes agissant seules, nous en signalerons une surtout, sur laquelle on a jusqu'à présent peu insisté et qui pour nous est capitale ; nous voulons parler de l'exigence de la loi, qui veut que, dans les vingt-quatre heures qui suivent la naissance, l'enfant soit porté à la mairie de la commune, pour y faire constater son état civil, quelle que soit la saison, quel temps qu'il fasse et souvent à des distances considérables. Jamais nous n'avons pu rencontrer, sans un serrement de cœur, ces malheureux petits êtres exposés ainsi, de par la loi, à contracter des maladies souvent mortelles, toujours graves, ou exposés à l'asphyxie par suite des précautions dont on est obligé de les entourer pour les soustraire au froid et à la pluie. Nous prenons la liberté de signaler de nouveau cet état de choses à l'académie de médecine, convaincu que, si elle consent à appuyer de son autorité compétente le vœu émis depuis longtemps par un honorable confrère, le docteur Loir: « que l'on fasse pour les vivants, ce que l'on fait pour les morts, » l'administration s'empressera de s'y rendre et d'un trait de plume fera disparaître cette cause réelle et permanente de mortalité, dont l'action est d'autant plus sûre, que, comme nous le démontrerons par la suite, elle agit dans les premières heures de la vie.

C'est aussi dans ce groupe que nous plaçons l'habitude où l'on est, de laisser l'enfant un ou deux jours, quelquefois plus, jusqu'à l'arrivée de la nourrice, sans lui donner d'autre nourriture qu'un peu d'eau sucrée. Cette manière d'agir, jointe à la manie de lui faire prendre du sirop de chicorée ou tout autre laxatif pour faciliter la sortie du méconium, détermine chez le nouveau-né un état de faiblesse tel, que souvent il ne peut supporter le lait de la nourrice, lait toujours plus âgé que lui de plusieurs mois; de là des indigestions, des vomissements et des diarrhées, qui entravent la nutrition et amènent la mort par inanition.

Parmi les causes du troisième groupe, nous éliminerons les vices de conformation et les maladies que l'enfant a pu contracter pendant la vie fœtale, qui lui sont propres, et qui rendent la vie impossible; ainsi que les maladies qu'il peut apporter en naissant et qui sont du fait de ses parents.

Nous étudierons seulement quelques-unes des causes considérées comme causes déterminantes de la mortalité et qui, suivant nous, appartiennent à ce troisième groupe.

On a parlé de la faiblesse de constitution des parents ou d'une maladie organique de l'un d'eux, pouvant occasionner la mort de l'enfant, qui naît tellement faible, tellement chétif que ses organes ne peuvent entrer en fonction, ni la vie s'établir.

Mais cette constitution défectueuse des parents, ne tient-elle pas à la mauvaise éducation à laquelle ils ont eux-mêmes été soumis, pendant leur première enfance? Elevez des enfants sains et robustes et vous verrez diminuer le nombre des scrofuleux, des rachitiques et des constitutions faibles.

Souvent il suffira de confier l'enfant à une nourrice saine et bien portante et de diriger son éducation suivant les lois naturelles, pour le soustraire à cette funeste influence.

Ceci s'applique bien plus encore à ce que l'on a appelé l'abâtardissement de la race. En effet, à ne le considérer qu'au point de vue qui nous occupe, petitesse de la taille, défauts de forme, rachitisme, etc., cet abâtardissement n'est-il pas dû à l'éducation mauvaise du premier âge, ne disparaîtrait-il pas forcément, si l'homme, débarrassé des routines, se contentait de suivre les lois de la nature et de ne donner à son enfant que le seul aliment qui convienne à la faiblesse de ses organes?

Cela est si vrai que l'abâtardissement n'existe pas chez les animaux en liberté, on ne le rencontre que chez l'homme et les animaux domestiques. Bien plus, si par suite d'une mauvaise alimentation un enfant, de fort et robuste qu'il était en naissant, devient faible et lymphatique à l'excès, pour arrêter le mal et refaire sa constitution, il suffit de le soumettre au régime naturel, au lait. Combien de fois n'avons-nous pas vu de jeunes enfants revenir de nourrice, dans un état de rachitisme bien caractérisé : la tête grosse, l'air indolent, le ventre énorme, les membres grêles et mous : « Ces enfants, disent les mères, étaient nés forts, mais au bout de six mois, un an, ils avaient dépéri, maigri à vue d'œil, le ventre seul était resté gros ; et cependant ils mangeaient de tout et en grande proportion ! » Du lait, rien que du lait et quelques bains salés, et nous avons eu la joie de faire cesser ces accidents et de ramener l'enfant à la vie et à la santé.

Voulez-vous vous en convaincre ? Faites l'expérience, ou plutôt renouvelez l'expérience que vous avez faite vingt fois, en cherchant à élever vous-même des oiseaux ou des chats. Prenez au hasard, dans une portée, un jeune chat, le plus fort, si vous voulez, et élevez-le d'après les habitudes de l'homme. Bientôt votre élève, maigre, triste, les yeux chassieux, le poil terne, les mouvements lents et incertains, traîne une existence misérable que vous avez mille peines à empêcher de s'éteindre. Ceux que vous avez laissés à la mère sont alertes, gras; ils ont le poil luisant, les yeux vifs, et jouent sans cesse autour du vôtre. Cependant ils ont le même âge, ils sont nés à la même heure, dans les mêmes conditions. Mais le vôtre, vous l'avez gavé de bouillie, de pâtée, d'aliments mâchés; vous l'avez élevé dans du coton ; sans cesse vous vous êtes occupé de lui ; tandis que ses frères n'ont eu que les soins que leur mère pouvait leur donner et n'ont été nourris que de son lait ! Replacez votre élève sous la mère, ne vous occupez plus de lui, et bientôt vous verrez sa santé revenir, il prendra de l'embonpoint, de la gaîté, et l'effet sera d'autant plus prompt et plus complet, que vous aurez moins tardé à le faire.

On a compté, au nombre des causes de la mortalité des nouveau-nés, la misère et la malpropreté.

Nous cherchons quelle influence directe peut avoir la misère sur le nourrisson, tant qu'elle n'existe pas au point de tarir les seins de la mère, et alors que celle-ci peut manger, ne fût-ce que des châtaignes ou des pommes de terre. Dans les hameaux isolés, dont les malheureux habitants ne se nourrissent que de châtaignes, de blé noir ou de pain de son, et dont la misère est telle, que les mères ne peuvent donner à leur nourrisson que le sein ; les enfants n'en sont-ils pas moins gros, n'en sont-ils pas moins forts et ne deviennent-ils pas des hommes robustes pour la plupart ?

Il en est de même dans nos grandes villes, tous nos confrères des bureaux de bienfaisance le savent. Malgré une misère sans nom, une existence sans règles, les enfants nourris **au** sein sont gros et robustes, pendant tout le temps que les mères ne leur donnent que le lait. Ce n'est guère que vers la deuxième année que ces enfants commencent à dépérir, alors qu'ils partagent la nourriture grossière de leurs parents. Et cependant quelles nourrices ils ont eues ! Des femmes, la plupart pâles, maigres, fatiguées, aux seins peu développés ; sans soins de leur tenue ni de celle de leurs enfants, qu'elles emmaillottent à peine dans des loques. D'une saleté repoussante sur elles-mêmes et dans leur intérieur ; entassées avec leur famille dans des logis étroits, mal aérés, souvent humides ; couchant sans linge, sur un grabat informe ; elles essuient quelquefois leurs enfants, mais ne les lavent jamais ! Et cependant, ils se développent bien, et il n'est pas rare de voir quatre, cinq à six enfants dans une même famille, tous remuants et turbulents, tandis que dans des demeures somptueuses, entourés de confort et de soins assidus, les enfants des riches succombent ou se développent mal !

Quelle preuve plus évidente de ce que nous avancerons plus tard : que les enfants, pendant l'époque de développement, ne demandent que du lait et peu de soins ? L'excès de précautions et de propreté minutieuses dont on les entoure, en troublant sans cesse leurs fonctions de nutrition, leur sont plus nuisibles que la misère et la malpropreté.

On a parlé aussi de l'intervention des médecins, mais à un point de vue, dont nous ne voulons pas nous occuper ici. Nous demanderons seulement en quoi elle peut occasionner la mort du nourrisson, cette intervention qui défend à la mère de nourrir.

Mais où cette intervention est fatale, c'est lorsque le médecin, non-seulement encourage, mais encore conseille de donner à l'enfant des bouillons, des potages, pour le *fortifier* et soulager la mère.

Nous avons entendu des hommes sérieux et

d'un grand savoir conseiller de bonne foi, dès les premiers mois de la naissance, d'ajouter quelques aliments au lait. Nous en avons connu un entre autres, qui, malgré la perte successive de quatre enfants en bas âge, était tout fier qu'un cinquième, dès l'âge de six mois, mangeât un petit pain bouilli dans du lait. Cet enfant, lymphatique à l'excès, devint scrofuleux et fut emporté à treize ans par le carreau.

Loin de nous la pensée de récriminer en quoi que ce soit contre ces confrères, seulement nous sommes porté à croire que leur manière de voir tient à une éducation médicale incomplète. En effet, à part quelques hommes supérieurs, Gardien, Nathalis-Guillot et M. le professeur Trousseau, qui ont porté leur savantes investigations sur la première enfance, ce n'est que depuis peu que l'on s'en occupe sérieusement dans les écoles. Aussi sommes-nous convaincu que l'élan donné par le premier corps savant, en éveillant l'attention de nos confrères sur ce point important, modifiera leur opinion déjà ébranlée, et que, de funeste qu'elle était, leur intervention deviendra salutaire.

L'allaitement mercenaire.

La grosse question du moment, qui, sous le nom

d'industrie des nourrices, a tenu pendant trois mois les séances de l'Académie impériale de médecine et sur laquelle une commission doit éclairer l'administration et lui fournir les bases d'une réglementation sévère.

Pour nous personnellement, qui n'éprouvons que très-peu de sympathie pour les nourrices ; qui, depuis vingt ans, portons tous nos efforts à empêcher leur intervention et à obtenir l'allaitement par la mère, autant dans son intérêt que dans celui de son enfant et de la famille; pour nous qui n'acceptons une nourrice qu'à regret et après lui avoir imposé comme condition spéciale la nourriture de l'enfant au lait, rien qu'au lait; nous sommes pourtant loin d'imputer à cette profession tout le mal qu'on lui reproche.

Faire nourrir un enfant par une étrangère, ce n'est pas le vouer à une mort certaine. Dans bien des cas au contraire, c'est le rappeler à la vie, alors d'impossibilité ou d'insuffisance de la part de la mère.

Nous avons rencontré d'excellentes nourrices, qui ont mieux élevé leur nourrisson que la mère ne l'eût fait, le tout est de choisir. Prenez une honnête femme, mariée ou fille mère, qui aime

les enfants, qui soit naturellement propre et
soigneuse, et vous aurez le même résultat que si la
mère l'avait élevé, c'est-à-dire une mortalité à
peu près égale. Et si cette mortalité paraît plus
forte chez les enfants nourris par une étrangère,
ce n'est pas toujours à la nourrice qu'il faut l'attribuer, mais bien au fait même de l'envoi en
nourrice.

En effet, on ne veut pas voir l'enfant tel qu'il
est, mais on le voit tel qu'on désire qu'il soit ; on
lui donne les besoins et les habitudes de l'homme,
et on livre, sans réflexion, à tous les hasards d'un
voyage plus ou moins long, c'est-à-dire au froid,
aux courants d'air, à la poussière, à la fatigue et à
l'air plus ou moins empesté d'une voiture quelconque, un enfant qui, avant tout, a besoin, et besoin absolu, de repos, d'une température chaude et égale
et d'un air pur ! Aussi pour nous, si l'allaitement
mercenaire est une cause fréquente de mortalité
chez les nouveau-nés, c'est parce qu'il exige que
l'enfant voyage ; et cela est si vrai, que, même
dans les meilleures conditions, la première lettre
de la nourrice aux parents commence invariable-
ment par ces mots : « L'enfant a été un peu indis-
posé à son arrivée, mais il va mieux. » A l'appui
de cette opinion, nous citerons un fait qui nous

a été récemment communiqué par M. le docteur Malet. C'est celui d'un enfant, né dans de très-bonnes conditions de santé et de vie, qui, parti en nourrice vers le mois de novembre dernier, mourait à son arrivée à Tours, le lendemain de sa naissance !

L'allaitement mercenaire est encore funeste, parce qu'en général on ne se décide à confier son enfant qu'après avoir vu celui de la nourrice. Or cet enfant est âgé au moins de cinq à six mois ; et par conséquent on donne à l'enfant qui vient de naître, un lait déjà vieux, trop riche en éléments nutritifs, qui lui occasionne des tranchées et des diarrhées plus ou moins persistantes.

Enfin, il faut encore attribuer cette fréquence plus grande de la mortalité par l'allaitement mercenaire, aux coutumes et aux préjugés de la localité où l'enfant doit subir son exil ; préjugés qui varient non-seulement dans chaque pays, mais autant qu'il y a d'habitants dans chaque localité, et qui consistent surtout à donner à l'enfant des bouillies, des panades et même du vin, etc., au lieu de lait ; préjugés au reste dont la mère, lorsqu'elle nourrit, n'est pas plus exempte que la nourrice. Quant aux nourrices malhonnêtes, sans soins, sans propreté, sans amour des enfants; qui font une spéculation d'en élever; qui trompent impudemment les parents; qui sur la présentation d'un nourrisson, qui le plus souvent ne leur appartient pas, emmènent dans leur demeure infecte deux, trois, ou quatre petits êtres, qu'elles confient à de vieilles femmes pour les élever au biberon, tandis qu'elles vont ailleurs se placer comme nourrices sur lieux; oh! celles-là, il n'est pas nécessaire d'édicter de nouveaux règlements; il y a des lois qui punissent l'homicide par imprudence. Livrez-les donc sans pitié aux tribunaux compétents, et vous en serez bientôt débarrassé.

Que reste-t-il de tant de bruit, de tant de discours sur l'industrie des nourrices, comme cause de mortalité chez les nouveau-nés, si ce n'est que les nourrices, pas plus que les mères, ne savent élever les enfants, et comment le sauraient-elles alors que les sages-femmes l'ignorent elles-mêmes et que beaucoup de médecins oublient de les en instruire?

Ce n'est donc pas une règle administrative que l'Académie doit édicter, mais une méthode d'éducation, une grammaire en quelque sorte, simple, concise, où les jeunes mères et les femmes qui veulent devenir nourrices, apprendront ce que les coutumes et les préjugés ont de funeste, les soins hygiéniques que réclament les nourrissons et surtout quel est l'aliment *exclusif* qu'elles doivent lui donner, à quel moment, dans quelle proportion. Il faut que les médecins, les instituteurs, les hommes dévoués à l'humanité, fassent des leçons, des conférences si vous voulez, pour leur enseigner les notions nécessaires sur les devoirs et la responsabilité morale que leur impose l'état de nourrice. On demande bien aux bergers et aux vachères s'ils savent soigner les bestiaux. A plus forte raison, doit-on s'enquérir avec soin si celle qui doit élever un enfant est apte à le faire.

Enfin on a rangé, au nombre des causes de la mortalité, les maladies qui sont en quelque sorte l'apanage du premier âge.

Loin de nous de prétendre que les enfants élevés suivant les lois naturelles en seront exempts. Mais ce que notre expérience personnelle nous permet d'affirmer, c'est que les enfants ainsi élevés échappent, plus facilement que les autres, aux conséquences funestes de ces maladies. Heureux ici d'être d'accord avec l'éminent professeur M. Trousseau qui dit : «les enfants soumis à l'alimentation naturelle et normale que la nourrice leur fournit, résistent plus en général aux maladies de leur âge. »

Par ce qui précède nous pensons avoir suffisamment démontré que toutes les causes mises en avant, comme déterminant la mortalité énorme des nouveau-nés, n'étaient que des causes occasionnelles et qu'elles n'avaient d'action qu'autant qu'on y exposait les enfants (les voyages, le froid), ou lorsqu'une éducation irrationnelle avait prédisposé le nourrisson à en subir l'influence.

Aucune de ces causes ne saurait être considérée comme prédisposante. En effet, elles ont dû souvent varier et dans leur mode d'action et dans leurs conséquences, suivant les différentes époques et les différents lieux. Cependant la mortalité est restée à peu de chose près la même. M. Broca nous a montré ce qu'elle est maintenant et ce qu'elle avait été depuis 1800. Gardien nous avait dit ce qu'elle était vers la fin du siècle dernier. Les édits du roi Jean (1450) et de ses successeurs jusqu'à nos jours prouvent que, depuis des siècles, les différentes administrations qui se sont succédé, s'en étaient activement occupées, comme nous l'apprend M. Husson dans son savant discours du 23 octobre dernier, où il nous fait judicieusement observer que tout avait été prévu, réglementé, et que cependant le résultat est toujours le même.

Cela tient pour nous à ce que, de tout temps, la cause réelle a toujours été la même, seulement l'homme la cherchait là où elle n'était pas. Il a préféré tout accuser, tout réglementer, plutôt que d'étudier la nature, de consulter la science et de se soumettre à leurs lois.

En effet, si nous étudions les lois naturelles qui régissent tous les êtres organisés, si nous interrogeons la science et comparons les conditions physiologiques de l'alimentation et les caractères chimiques de l'aliment chez l'homme, avec l'état physique et physiologique de l'enfant naissant, nous arrivons à prouver, d'une manière précise, que nous sommes dans le vrai, lorsque nous avançons que la cause principale, prédisposante de la mortalité dans le premier âge, est bien celle que nous avons indiquée, une éducation mauvaise, en dehors des lois de la nature et de la science.

Aussi dirons-nous avec l'éminent directeur de l'assistance publique : C'est à instruire l'homme que vous devez vous appliquer. Faites que la science l'éclaire comme elle éclaire l'industriel et le laboureur. Donnez-lui un guide et laissez à l'administration le soin des règlements et des punitions.

C'est ce que nous avons déjà tenté de faire dans notre précédente édition. C'est encore ce que nous tentons aujourd'hui. Seulement, soutenu par l'appui moral que nous apportent les débats soulevés devant l'Académie impériale de médecine, débats qui ont placé la question qui nous occupe au rang d'une question sociale de premier ordre, ce ne sont plus seulement des conseils que nous donnons aux jeunes mères et aux nourrices, mais nous posons des règles sûres, fondées sur l'étude de la nature et invariables comme elle.

III

DES LOIS NATURELLES

Tous les êtres organisés sans exception, plante ou animal, sont le produit d'un même acte, la fécondation ; tous doivent concourir au même but, la reproduction de l'espèce à laquelle ils appartiennent. Avant de vivre de leur vie propre, ils subissent tous une série d'évolutions et de modifications diverses, constamment les mêmes pour chaque espèce et dont le nombre et la durée paraissent varier, suivant la perfection des organes et le développement de l'individu.

Dans la plante, la graine ou l'ovule fécondé ne deviendra capable de vivre de sa vie propre et de reproduire un individu de son espèce, que lorsque l'ovaire qui la renferme se sera transformé en fruit et aura acquis un certain degré de maturité. Alors elle se sépare de la plante qui l'a produite, tombe sur le sol ; et si elle trouve les éléments nécessaires à son développement, une terre légère, un peu d'humidité et de l'air, la graine germe, s'entr'ouvre, et la plante apparaît.

Non pas la plante telle que celle qui la produit.

Avant d'arriver à cette perfection, elle doit encore subir bien des modifications, et cela pendant une certaine période de temps, déterminée pour chaque espèce. C'est pour elle une vie intermédiaire entre la vie embryonnaire et la vie commune, et que l'on nomme *plan*.

Dans cet état, elle ne présente qu'une petite racine qui se dirige vers le sol où elle s'implante, et une ou deux feuilles, ou plutôt une ou deux membranes en forme de feuilles. Cette plante en miniature grandit chaque jour, sans secousse, et à mesure que son développement parcourt ses phases, sa racine se divise à l'infini, se couvre de radicelles et s'enfonce de plus en plus dans le sol, tant pour assurer le point d'appui, que pour y puiser la nourriture qui lui est nécessaire. Aux premières feuilles succède le tronc, qui bientôt se divise également en branches multiples, toutes couvertes de feuilles et qui se répandent en tout sens dans l'air pour y absorber les éléments propres à sa respiration.

Chez les animaux, l'ovule fécondé se déta-

2.

che de l'ovaire qui le contient. Les membranes qui l'enveloppent augmentent de nombre et de consistance, chez quelques-uns elles se recouvrent de substance calcaire résistante (les ovipares). Un point, à peine visible, apparaît au milieu des liquides qu'elles renferment, et autour de ce point une masse informe se développe. Puis cette masse s'organise, les diverses parties qui doivent constituer l'animal deviennent distinctes et prennent la forme qu'elles doivent avoir. C'est ce que la science nomme la vie embryonnaire et la vie fœtale.

Arrivé à ce point, les membranes se brisent ou se déchirent et l'animal naît.

Jusque-là nulle différence, herbe, arbre ou animal, tous sont égaux, tous subissent la loi imposée par le Créateur, loi fixe et immuable comme lui.

L'homme ne fait pas exception, loin delà. Et c'est un point sur lequel nous insistons le plus, parce que c'est pour avoir méconnu cette vérité fondamentale ou plutôt pour avoir voulu, dans un fol orgueil, se soustraire à la loi commune, que l'homme voit chaque jour la mort décimer sa race au berceau. Quoi! dira-t-on, assimiler l'homme à l'animal, l'homme le roi de la création!

l'homme qui domine la nature et la soumet à ses caprices ! l'homme enfin, dont l'intelligence ne reconnaît d'égale qu'elle-même et qui n'a de supérieur que Dieu !

Hé ! sans doute ! Qu'est-ce que le chêne avant de porter sa cime jusqu'aux nues ? Vous le savez, un grain qu'un enfant tient dans sa main, un brin d'herbe qu'il écrase sous son pied.

Avant d'étonner le monde par son génie, qu'est-ce que l'homme ? Un être chétif entre tous, le plus nu, le plus faible, le plus incapable d'aucun mouvement combiné et qui, ayant les mêmes besoins que l'animal, réclame plus de soins et de protections.

Au moment où pour lui finit la vie fœtale. où les organes suffisamment préparés ont besoin de nouveaux éléments pour se développer, le fœtus, devenu enfant, se sépare de sa mère. l'accouchement a lieu, l'homme naît !

IV

ÉTAT PHYSIQUE DE L'HOMME A SA NAISSANCE

Il naît entièrement nu, un léger duvet recouvre seulement le sommet de la tête. Les traits de la figure sont à peine indiqués; ses membres, plus ou moins arrondis et offrant en miniature les formes qu'ils auront plus tard, sont faibles, mous et ne sauraient le soutenir, ni exécuter aucun mouvement d'ensemble. Aussi l'enfant reste-t-il dans la position où on le place, en agitant ses membres en tous sens, sans but comme sans intention. Les os qui les constituent ne sont pas encore soudés entre eux, et leurs parties molles ou à l'état de cartillage l'emportent de beaucoup sur les parties solides ou ossifiées. Les muscles, presque encore à l'état gélatineux, ont une couleur rosée, qui indique le peu de fibrine qu'ils contiennent.

De tous les organes du corps, deux seulement, les poumons et la peau, sont entièrement développés et prêts à accomplir les fonctions qui leur sont dévolues. Ils suivront l'accroissement de l'individu, grandiront avec lui, mais leur structure et leur consistance resteront les mêmes. Dès l'instant où l'enfant naît, ces deux organes fonctionnent et ils ne cesseront de fonctionner qu'avec la vie.

Il n'en est pas de même pour les autres organes. Les glandes, ou présentent un développement exagéré (le foie et le pancréas), ou sont à peine formées (la rate, les glandes salivaires). Quelques-uns même doivent disparaître ou s'atrophier (le thymus, les follicules lenticulaires de l'estomac). Les liquides que les glandes sécrètent et qui plus tard doivent jouer un si grand rôle dans la nutrition de l'individu, en contribuant puissamment à la transformation des aliments en principes nutritifs, sont peu abondants, plutôt alcalins qu'acides, neutres pour la plupart et humectent à peine les membranes sur lesquelles ils se répandent.

La bouche présente plusieurs dispositions particulières et très-importantes à signaler. Ainsi, la langue, bien que toute formée, n'agit avec énergie que dans le sens de la succion. Les mâchoires, petites, molles, se meuvent, mais ne peuvent rien tenir. La mâchoire inférieure présente surtout ceci de remarquable, que ses branches ascendantes, peu développées, courtes, renversées en arrière, ne forment avec le corps qu'un angle très-ouvert et les muscles élévateurs ne s'y insèrent qu'obliquement: nous reviendrons plus tard sur cette disposition importante. Enfin les dents, ces agents indispensables de l'alimentation chez l'homme, les dents manquent complétement, renfermées qu'elles sont à l'état de germe dans l'intérieur du corps de l'os. Elles ne doivent commencer à apparaître que vers le six ou septième mois et mettre dix-huit mois à se compléter. L'estomac, dont la forme n'est pas encore bien arrêtée, est très-petit. Ses membranes sont peu résistantes, faciles à déchirer et laissent apercevoir la couleur blanche du lait, quand elles en contiennent. La musculeuse présente des fibres pâles, à peine apparentes; la muqueuse est presque lisse. Les papilles et les glandules placées dans son épaisseur sont peu développées.

Enfin les valvules conniventes du duodénum n'existent pas encore. Le reste du tube digestif présente dans toute son étendue le même état rudimentaire.

Le cerveau est à peine formé, il a l'apparence d'une masse homogène à consistance molle et friable. Les sens manquent complétement.

L'enfant a les yeux et les oreilles ouverts, mais il ne voit ni n'entend, ou, pour mieux dire, il ne se rend pas compte ni de ce qu'il voit, ni de ce qu'il entend. Il en est de même pour l'odorat et le toucher.

Ainsi, à l'exception des seuls organes qui doivent de suite entrer en fonction, l'organisme tout entier n'est qu'à l'état d'ébauche, ébauche complète si l'on veut, mais ne donnant qu'une idée abrégée de ce que l'individu sera plus tard.

Pour lui, comme pour tous les êtres organisés, ce n'est pas la vie commune à l'espèce qui commence, c'est une nouvelle phase de la vie fœtale qui s'effectue, et qui a reçu le nom de première enfance.

Pendant cette nouvelle phase, sa mère continuera à lui fournir les matériaux nécessaires au développement et au perfectionnement de son organisme en lui donnant son sang, mais son sang transformé en lait. Pour l'enfant tout se borne à puiser dans l'air qui l'environne les éléments propres à la vivification de ce lait et au jeu de ses organes. Et ce n'est que lorsque ceux-ci seront entièrement développés, c'est-à-dire vers l'âge de vingt mois à deux ans, qu'il pourra vivre de la vie commune à son espèce.

En effet, si dès sa naissance l'enfant avait dû participer à cette vie, il fût né avec des organes complets, en rapport avec les exigences de l'alimentation qu'elle demande. Mais comme il naît faible et en quelque sorte à l'état rudimentaire, ces organes devenaient inutiles, sinon nuisibles. Effectivement, à quoi servirait une nourriture plus ou moins riche en principes réparateurs, à une créature chétive, si ce n'est à lui procurer un état de pléthore, cause de maladies sans nombre?

Nous appelons d'autant plus l'attention sur ce point, que chaque jour nous voyons des enfants dont la constitution et la santé sont gravement compromises, souvent même la mort les enlever, parce que l'homme veut éluder cette loi et supprimer cette période de la vie de son enfant. A peine commence-t-il à vivre, qu'il ne voit en lui qu'un homme : « La viande, le bon vin, dit-il, font la force et la santé de l'homme, donc pour que mon enfant soit fort et bien portant, donnons-lui de la viande et du vin. »

Etrange abberration ! aussi quel résultat : 35 morts sur 100, et un bon tiers des survivants sont scrofuleux, difformes ou rachitiques. Quelle différence avec ce qui se passe chez les animaux !

Aux approches de la parturition, ils cherchent

un endroit isolé, caché à tous les yeux, où ils puissent préparer un nid bien doux et bien chaud; et les petits venus, ils les entourent de soins et de vigilance, et attendent patiemment l'époque où, leurs organes entièrement développés, ils pourront se suffire à eux-mêmes.

Chez les oiseaux, « ceux qui vivent en liberté, dit M. Florent-Prévost, modifient leur alimentation ordinaire, pour la mettre en rapport avec celle de leurs petits, et chassent avec acharnement les larves et les insectes. »

Les oiseaux privés broient les aliments, les avalent, afin de les impreigner de sucs gastriques et de leur faire subir un commencement de digestion; puis, par régurgitation, ils les placent dans leur bec, tout prêts à être assimilés.

Chez les mammifères, la mère porte avec elle la nourriture de ses petits. C'est avec son sang qu'elle les a nourris pendant la gestation, c'est encore avec son sang qu'elle les nourrira tout le temps que doit durer la première enfance. Seulement ce sang a acquis, par le travail des glandes mammaires, un aspect, une consistance toute particulière. Elaboration unique, sans analogue dans l'économie, qui commence au moment de la naissance pour ne finir que lorsque le développe-

ment des petits est complet. C'est la seule nourriture qu'elle leur donne. Voyez son nid comme
il est propre; vous n'y trouverez ni os rongé, ni
débris d'aucune sorte. Si elle chasse, si elle dé-
robe un morceau, elle le mange sur place, loin
de ses petits dont elle semble se cacher. Mais
quand ils commencent à marcher, quand elle
sent leurs dents mordiller ses mamelles, alors
ses allures changent. Ce n'est plus furtivement
qu'elle les quitte pendant leur sommeil; c'est avec
brusquerie; elle semble arracher le mamelon à
leur bouche; elle les appelle, comme pour les
inviter à la suivre. Elle va chasser, non plus pour
elle seule, mais pour eux. Prend-elle une proie,
vite elle la leur apporte, les rassemble autour
d'elle, la leur fait sentir, les fait jouer avec. Puis
elle la tue et la leur abandonne, se contentant
en quelque sorte d'assister à leur repas, après
leur avoir enseigné comment s'y prendre pour se
le procurer.

Aussi, comme tous ses petits viennent bien,
quelqu'en soit le nombre; comme ils se développent sans accidents! En avez-vous vu avec de
gros ventre, des convulsions, des glandes en-
gorgées? Succombent-ils souvent à la diarrhée,
à la dentition? Tous ils sont bien portants, tous

ils sont gras; ils ont les yeux clairs et vifs, le poil luisant, les mouvements rapides, éveillés; ils sont toujours gais, toujours jouant.

C'est que loin de chercher à troubler les différentes phases que doit parcourir cette première période de la vie de leurs petits, les animaux n'obéissent qu'aux lois du Créateur, et ne leur donnent que la nourriture qu'il leur a fournie, la seule qui soit en rapport avec la faiblesse de leurs organes.

Telles sont les lois de la nature et ce que nous apprend l'observation attentive des faits qui se passent autour de nous.

Si maintenant nous interrogeons la science; en nous faisant connaître le mécanisme si compliqué de l'alimentation chez l'homme et les caractères spéciaux de l'aliment, ainsi que l'état physique et physiologique du nouveau-né, elle nous fournira la preuve évidente de l'impossibilité absolue de cette alimentation pendant le premier âge, et les dangers auxquels on expose l'enfant lorsque l'on veut la lui donner. Enfin elle nous indiquera, d'une manière précise, quel est le seul aliment qui lui convient, le seul qu'il puisse prendre.

V

DE L'ALIMENTATION CHEZ L'HOMME ?

On appelle alimentation, l'introduction dans l'estomac de substances végétales ou animales, destinées à concourir au développement de l'individu et à réparer les pertes que subit l'organisme, soit dans les éléments qui le constituent, soit dans le produit de ses sécrétions.

Mais pour devenir nutritives, c'est-à-dire aptes à être assimilées aux organes qu'elles sont appelées à entretenir, il faut que ces substances subissent une série d'actes continus, depuis leur introduction dans la bouche jusqu'à l'expulsion au dehors des matières inertes ou insolubles qu'elles renferment.

Cette série d'actes continus s'appelle la digestion, fonction dévolue aux organes digestifs.

L'appareil digestif d'un animal est toujours en rapport avec l'espèce de substance qu'il doit digérer, le séjour qu'elle doit y faire et l'élaboration qu'elle doit y subir avant d'arriver à un état complet d'assimilation. Si l'animal doit prendre des substances dont la nature est très-éloignée des éléments qui le constituent, son appareil digestif aura des dimensions énormes et sera d'autant plus compliqué ; dans les cétacés, par exemple, on compte jusqu'à cinq estomacs et plus... Si, au contraire, la nature des substances est en rapport avec les éléments de constitution de l'animal, les organes digestifs seront moins nombreux et plus simples. Ainsi, chez les *Agastriques*, tout se borne à un sac ouvert des deux bouts, ou même à une seule ouverture.

Chez l'homme, le travail de la digestion exige le concours d'organes nombreux, et celui des liquides variés qu'ils sécrètent. Il se compose des différents temps que l'on désigne ainsi :

La préparation et la préhension des aliments ; — la mastication et l'insalivation ; — la dégluti-tion ; — la digestion stomacale ; — la digestion duodénale ; — la digestion intestinale ou absorption ; — la défécation.

La préparation et la préhension se font à l'aide des membres supérieurs, alors que la vue et l'odorat ont indiqué à l'homme la nature des substances qu'il destine à son alimentation.

La mastication s'exécute au moyen d'un mécanisme très-compliqué, qui demande le concours de plusieurs organes importants.

Pour qu'elle puisse se faire complétement, il faut que les branches ascendantes du maxillaire inférieur aient acquis un certain développement, qui lui permette de donner attache aux muscles nombreux et puissants chargés de le faire mouvoir. L'angle qu'elles doivent former avec le corps de l'os est presque droit, afin que ces muscles y soient insérés perpendiculairement, et puissent déployer toute leur force. Les deux mâchoires sont armées de productions osseuses, émaillées, très-résistantes, de formes différentes et destinées à couper, lacérer, broyer et triturer la substance alimentaire : ce sont les dents, organes tellement importants que lorsqu'ils viennent à manquer, par accident ou maladie, la mastication est impossible, la digestion devient nulle, ou du moins très-difficile, et la santé la plus robuste en subit des atteintes profondes. La faiblesse et l'amaigrissement surviennent et causent un état de maladie souvent fort grave, auquel on ne peut remédier qu'en remplaçant les dents absentes par des dents artificielles.

Enfin, la mastication ne sera complète qu'autant que les mouvements de la mâchoire inférieure s'associeront à ceux de la langue, des joues et des lèvres, de manière que la substance alimentaire, ramenée à différentes reprises sous les dents, suffisamment ramollie et intimement mêlée à la salive et au mucus, soit convertie en une sorte de pâte bien liée.

C'est encore dans la bouche que s'ouvrent les conduits excréteurs des glandes salivaires, dont le volume, d'après Cuvier, est en rapport avec les dispositions des dents et avec la partie de la bouche, dans laquelle l'aliment éprouve le plus d'action de la part de ces dernières.

La sécrétion salivaire se fait d'une manière continue; cependant elle est plus active et plus abondante pendant la mastication. C'est alors aussi que la salive devient plus alcaline et que sa densité augmente. Unie au mucus et mêlée aux aliments, elle attaque leur composition chimique; elle forme, avec les matières insolubles de la *glucose* et de la *dextrine*, toutes deux solubles, et avec les matières grasses, des émulsions assez complètes.

La digestion stomacale se fait dans l'estomac, espèce de sac d'une dimension variable et à deux ouvertures, l'une libre, l'autre très-rétrécie, très-épaisse, et qui offre une résistance sérieuse à la sortie trop brusque des substances qu'il contient. Il est constitué par quatre membranes superposées ou tuniques : la membrane muqueuse, épaisse, tomenteuse, spongieuse et veloutée; à plis longitudinaux et à sillons flexueux. Elle renferme dans son épaisseur des organes glanduleux très-nombreux, qui sécrètent les mucus et le suc gastrique; liquide limpide, d'une saveur aigrelette, acide, et d'une densité un peu supérieure à celle de l'eau, contenant la *pepsine*, et dont l'action est très-importante, puisqu'il est chargé de dissoudre les principes albuminoïdes ou protéiques, contenus dans les substances avec lesquelles il est en contact.

La membrane musculeuse, à fibres très-prononcées et entrecroisées, très-épaisse à la région du pylore, auquel elle donne la force de résistance nécessaire. A mesure que les substances sont introduites dans l'estomac, cette membrane se contracte en tous sens, les déplace, les mélange, les malaxe, les brasse et facilite leur agrégation plus intime avec le suc gastrique. Elle les transforme en une bouillie homogène, plastique et assimilable, *albuminose* ou *pectone*, et, au fur et à mesure que cette bouillie se forme, elle la chasse à travers le pylore, vers le duodénum, organe sup-

plémentaire de l'estomac (L. Corvisart), où se fait
la seconde digestion.

La membrane fibreuse, très-dense, élastique,
dont les fibres très-serrées ont un aspect nacré,
aponévrotique, est destinée à contenir les deux autres membranes.

Enfin, la membrane péritonéale.

Arrivée dans le duodénum, l'*albuminose* ou
pectone se trouve en contact avec le suc pancréa-
tique ; liquide clair, visqueux, alcalin, qui s'em-
pare des corps gras pour les émultionner complétement et les réduire en molécules très-ténues,
faciles à être absorbées ; il attaque les matières féculentes échappées à l'action du suc gastrique et
les transforme rapidement en *glucose*, à l'aide
du principe actif qu'il renferme, la *diathase*.

Les tuniques du duodénum, de même consistance
que celles de l'estomac, présentent en plus les valvules conniventes, destinées à retarder le cours
des matières alimentaires qu'elles renferment, et
à en faciliter l'absorption.

Nous passons la digestion intestinale pour signaler de suite l'acte de la défécation ou expulsion
au dehors des résidus solides ou insolubles des
matières alimentaires. Cet acte ne peut s'accomplir
qu'à l'aide d'efforts plus ou moins violents, aux-

3.

quels concourent simultanément le diaphragme et tous les muscles abdominaux; il exige, en outre, un arrêt de la respiration après un temps d'inspiration prolongée.

L'étude de la digestion nous amène naturellement à parler de l'aliment.

VI

DE L'ALIMENT

On appelle aliment toute substance, solide ou liquide, tirée des trois règnes de la nature, et destinée à l'alimentation de l'homme. Son emploi constitue la nourriture, et son assimilation à l'organisme a reçu le nom de nutrition.

Pour devenir assimilable, l'aliment doit présenter des conditions variées et contenir les matières essentielles que M. Dumas a rangées sous trois groupes principaux :

1° Des matières albuminoïdes ou aliment d'assimilation.

2° Des matières ternaires, sucrées ou féculentes.

3° Des matières grasses.

Quelques auteurs les divisent seulement en deux classes :

1° Matières azotées (albumine, fibrine, etc., qui donnent naissance au gaz azote).

2° Matières non azotées ou ternaires (le sucre, l'amidon. etc.).

L'association complète de ces divers éléments, constitue un aliment parfait et suffisamment réparateur, lorsque l'on y ajoute quelques matières minérales à l'état de sel en dissolution.

Encore est-il nécessaire que cette association soit combinée dans certaines proportions, qui, suivant Lehman, sont : matières azotées ou plastiques 10 ; matières grasses 10 ; sucre 20 ; sels inorganiques 0,6.

« La prospérité de l'organisme dépend des proportions suivant lesquelles sont mélangés les divers principes alimentaires ; et une prédominance trop sensible des uns ou des autres, entrave la marche régulière de la nutrition. » (BOUSSINGAULT.)

Aucune des substances propres à servir à la nourriture de l'homme ne renferme, en elle seule, les trois éléments principaux nécessaires pour en faire un aliment complet. Les unes, comme l'œuf, la chair des animaux, la caséine, etc., ne contiennent que les matières albuminoïdes ou azotées ; d'autres ne fournissent que des matières ternaires, la fécule, le sucre, etc. ; aussi, comme l'ont si bien démontré les belles expériences de Magendie, aucune d'elles, prise isolément et d'une manière exclusive, ne peut suffire à la nutrition. De là la nécessité absolue d'apporter dans le choix de ces substances une variété telle, qu'on puisse en obtenir une combinaison qui en fasse un aliment aussi parfait que possible.

Presque toutes, même celles dont la combinaison paraît la plus parfaite, ont besoin de subir diverses préparations préliminaires, souvent très-compliquées, par la cuisson, les condiments ou la fermentation, avant d'être soumises à l'action des organes digestifs. (Le blé par exemple.)

Il est encore une condition nécessaire pour que l'aliment soit nutritif; c'est la facilité avec laquelle il doit subir les diverses modifications ou transformations qu'il rencontrera dans le tube digestif, pour arriver, après un temps plus ou moins long, à perdre sa physionomie propre et à se changer en une masse homogène, plastique, soluble, endosmostique et assimilable, l'*albuminose* de M. Bouchardat, la *pectone* de Lehman, destinée à être absorbée par tous les appareils de l'organisme où la circulation la porte. C'est ce que l'on appelle la *digestibilité*.

Or, cette digestibilité varie, non-seulement suivant chaque aliment, mais encore suivant l'état des organes chargés de l'élaborer, l'âge, la cons-

titution de l'individu et même une simple disposition momentanée; ainsi un aliment, bien qu'essentiellement nutritif, peut agir à la manière d'un
poison, lorsque, en raison de l'extrême faiblesse
du tube digestif, ou parce qu'il n'aura pas été
préalablement bien divisé par les organes masti-
cateurs, il résiste à l'action digestive. (Richerand
et Bérard.) Il est reconnu que les aliments mal di-
gérés, activent les contractions et les sécrétions
des intestins et occasionnent des vomissements et
de la diarrhée.

Nous avons dit qu'il était rigoureusement nécessaire que la combinaison des divers éléments
qui constituent l'aliment parfait, fût combinée
dans des proportions déterminées.

En effet, chacun de ces éléments ayant une destination spéciale dans l'organisme, il en résulte
que l'état de santé, c'est-à-dire l'équilibre parfait
entre les fonctions des différents organes, dépend
rigoureusement de l'association bien proportion-
née des éléments qui concourent à leur nutrition,
et à remplacer les pertes qu'ils subissent par
le fait même de la vie, le mouvement, le travail,
les veilles, etc.; et que si l'un de ces éléments
vient à l'emporter sur les autres, si par exemple
l'aliment absorbé contient de l'albuminose en ex-

cès, l'équilibre est rompu. Tel organe se développera plus que les autres et verra accroître d'autant son activité. De là, une modification profonde dans la constitution de l'individu et un état de maladie, qui peut se traduire par un simple malaise, ou devenir promptement mortel.

Ainsi, chez l'adulte, si l'alimentation azotée prédomine, et c'est ce qui a lieu le plus souvent, il se développe un état de pléthore, qui peut déterminer depuis de simples furoncles jusqu'à des congestions très-graves. A un âge plus avancé, où les matières ternaires font en général la base de l'alimentation, on voit survenir un état d'obésité, souvent gênante. Chez l'enfant enfin où l'alimentation féculente est presque exclusive, lorsqu'elle est supportée, elle amène un état de bouffissure, que l'on veut bien appeler graisse, mais qui, pour le médecin, n'est en réalité qu'un état lymphatique. Cet état poussé à l'extrême détermine presque toujours les engorgements des glandes et des ganglions et entraîne à sa suite la scrofule, le rachitisme et la tuberculose.

VII

PARALLÈLE ENTRE LA PHYSIOLOGIE DE L'HOMME

ET LA PHYSIOLOGIE DU NOUVEAU-NÉ

AU POINT DE VUE DE L'ALIMENTATION

Tels sont, d'une manière sommaire, les phénomènes généraux de l'alimentation et les conditions essentielles que doit présenter l'aliment chez l'homme.

D'une part, des organes nombreux et puissants, sécrétant des liquides d'une action énergique et spéciale, la salive, les sucs gastriques et pancréatiques, et dont l'action combinée doit rendre aptes à leur entretien et à réparer leurs pertes, des substances étrangères à l'économie et dont la nature diffère plus ou moins des éléments qui constituent l'homme.

Pour arriver à ce résultat, tous ces organes sont rigoureusement nécessaires, et leur action doit être simultanée. Tellement que si l'un d'eux vient à manquer ou cesse de remplir le rôle qui lui est dévolu, si sa sécrétion vient à s'altérer ou à se modifier, l'alimentation devient sinon impossible, du moins elle est gravement compromise et toute l'économie en ressent le contre-coup.

D'autre part, des conditions essentielles, bien définies, sans lesquelles l'aliment le plus parfait ne peut remplir le but auquel il est destiné, la nutrition.

. Or, en décrivant l'état physique du nouveau-né, nous avons vu que, quelques-uns de ces organes et des plus importants, manquent compléte · ment, et ne doivent apparaître que progressivement. La plupart des autres ne sont encore qu'à l'état rudimentaire et ils n'auront acquis tout leur développement qu'après un temps plus ou moins long (18 mois, 2 ans), et encore ne pourront-ils exercer leur action que sur des substances dont la résistance est peu considérable. Magendie veut qu'à cet âge on ne donne à l'enfant qu'une nourriture choisie, délicate et de facile digestion.

Non-seulement chez le nouveau-né les organes sont incomplets, mais encore ils présentent pour la plupart des dispositions toutes particulières. Nous avons déjà signalé la différence énorme qui existe entre sa mâchoire inférieure et celle de l'homme. Différence caractérisée : par sa forme, par l'insertion oblique des muscles élévateurs sur les branches ascendantes renversées en arrière et par l'angle ouvert que celles-ci présentent à leur jonction avec le corps de l'os. Cette disposition en imprimant à la mâchoire inférieure un mouvement de bascule, qui la projette en avant, lui permet de se placer sous le mamelon pour le soutenir : si nous ajoutons l'absence des dents, qui facilite l'application des lèvres autour du mamelon, pour y remplir l'office de ventouse, et le peu d'abondance de la salive, qui est neutre, nous trouvons la preuve évidente que la seule fonction que la bouche du nouveau-né puisse exécuter, est la succion ; qu'elle ne peut ni déchirer, ni mâcher aucune des substances qui entrent dans l'alimentation de l'homme ; en un mot, que la mastication est impossible.

La différence n'est pas moins considérable entre le tube digestif de l'homme et celui de l'enfant qui vient de naître.

Chez celui-ci le peu de capacité de l'estomac, la faiblesse et la transparence de ses tuniques, rendent nulle ou presque nulle de leur part, toute action sur l'aliment ; le petit nombre des follicules et des glandules stomachiques, le grand nom-

bre de follicules lenticulaires de Haller, qui doivent disparaître à mesure que les autres se développeront, expliquent la rareté du suc gastrique et
son peu d'acidité ; dans le duodénum, le volume du pancréas, l'abondance du suc pan-
créatique et son alcalinité ; l'absence des valvules
conniventes ; tout cet ensemble de dispositions
spéciales démontre surabondamment que, si chez
le nouveau-né la mastication est impossible, la
digestion, non plus, ne saurait être la même ;
qu'elle ne peut et ne doit s'exercer que sur un
aliment spécial, qui ne demande ni force, ni travail pour être élaboré. Enfin, l'action lente, douce
et continue des parois des organes intestinaux sur
l'aliment, indique, également, que cette digestion
doit être rapide et fréquente.

Si, dans ces conditions, vous introduisez dans
l'estomac une substance alimentaire ordinaire à
l'homme, et qui demande de la force, de l'énergie
et du temps pour devenir assimilable, n'est-il pas
évident que cette substance, ne pouvant y subir
les diverses modifications nécessaires à sa transformation, agira à la manière d'un corps étran-
ger. Sa présence distendra l'organe qu'elle fatigue,
gênera les mouvements de la respiration diaphra-
gmatique et déterminera des contractions éner-

giques et par suite des vomissements, ou des convulsions, si l'estomac ne peut la rejeter.

D'après Thouvenel, il suffit que le travail de l'estomac soit gêné ou rendu imparfait, pour que celui des intestins soit à son tour troublé; de même celui-ci, mal fait, rend la défécation ou trop lente ou trop rapide.

Dans sa thèse inaugurale notre excellent ami, le docteur Martin de Gimard, avance avec raison « qu'un aliment mal digéré agit à la manière d'un poison. Tantôt il altère immédiatement les fonctions du tube digestif, en augmente la sécrétion et amène la diarrhée aiguë, choléra enfantile du professeur Trousseau. Tantôt il est mieux supporté, vicie lentement l'économie; c'est un véritable empoisonnement lent, qui amène à sa suite des vomissements fréquents, les scrofules, le ramollissement des os et le rachitisme. » N'est-ce pas là l'histoire du chat élevé avec de la bouillie?

D'autrefois, son action sera plus lente encore, surtout si vous ne donnez l'aliment que comme adjuvant au lait, pour soulager la nourrice. L'irritation que sa présence détermine dans le tube digestif, restera latente; mais à un moment donné, à l'époque de la dentition par exemple, cette irritation éclatera avec violence et mettra la vie de l'enfant en danger. N'est-ce pas vers cette époque, en effet, que la mortalité est plus grande. Toutes les mères, à la campagne surtout, le diront. Elles ont eu huit, dix, douze enfants; trois ou quatre seulement ont survécu ; les autres, *Dieu les a repris enfants!* Tous mangeaient, et mangeaient de tout, absolument comme des hommes!.... Quant à ceux qui ont survécu, ils sont pour la plupart dans les conditions suivantes : Tête grosse, face bouffie et blafarde, les yeux tristes. Ils ont le regard en dessous, le ventre énorme, *le gros ventre*, disent les mères; les membres sont grêles, faibles et plus ou moins contrefaits. Ils ont été forts et robustes, ils ont marché de bonne heure, mais les dents sont venues, et ils ont maigri, dépéri, le ventre seul est resté. Ce sont les dents, *bel enfant jusqu'aux dents*, disent les bonnes femmes. Les dents! Cela dit tout, explique tout, c'est l'*ultima ratio!* Longtemps avant l'époque de la dentition, l'enfant a la diarrhée, *il fait ses germes!* Les dents venues, il a des convulsions : ce sont les dents, toujours les dents. C'est plus simple, plus facile à dire, que d'avouer que c'est parce qu'on lui a donné à manger. La preuve, c'est que les animaux, qui eux aussi font des dents, ne présentent pas les mêmes accidents. Chez eux, la dentition se fait sans secousse, elle passe presque inaperçue. Il en est de même chez les enfants élevés exclusivement au sein. Et si le plus souvent les accidents dont nous venons de parler éclatent à l'époque où apparaissent les premières dents, c'est qu'alors le travail que nécessite leur sortie des alvéoles détermine un état de faiblesse, de malaise général, un mouvement de fièvre, qui retentissent sur toute l'économie, plus particulièrement sur la muqueuse de l'estomac et des intestins, et y produisent un mouvement fluxionnaire qui force en quelque sorte l'inflammation à se déclarer.

Enfin il peut arriver que l'aliment donné à l'enfant soit digéré tant bien que mal et laisse après lui un résidu solide. Le séjour prolongé de ce résidu dans l'intestin, par suite de la faiblesse des muscles abdominaux qui ne peuvent l'en expulser, occasionne des coliques et des tranchées violentes.

Si l'alimentation ne peut être la même chez le nouveau-né que chez l'homme, comme le prouve ce que nous venons de dire, le but de la nutrition n'est pas le même non plus.

L'homme enfant, c'est-à-dire à partir de l'âge de deux ans, mange pour croître et réparer les pertes que subit son organisme. Il a besoin d'une alimentation plus abondante et plus riche en principes réparateurs. Tous ses organes sont complets et peuvent l'élaborer ; chez lui, la circulation est moins rapide ; l'absorption et la nutrition se font plus lentement.

Chez l'enfant nouveau-né, c'est-à-dire jusqu'à l'âge de dix-huit mois à deux ans, les pertes sont nulles ou presque nulles ; la vie est très-active ; son accroissement et le développement de ses organes absorbent tous les éléments que l'aliment peut fournir, chez lui la circulation et l'absorption sont rapides et la nutrition est très-active. Aussi a-t-il besoin d'une nourriture souvent renouvelée, dont la digestion n'exige ni travail, ni fatigue, et qui ne fasse, en quelque sorte, que traverser les organes digestifs sans y séjourner.

Cette nourriture, Dieu l'a créée exprès pour lui. Il l'a placée dans les seins de sa mère, auxquels il a donné une forme appropriée. Elle n'apparaît qu'au moment de la naissance et se tarit alors que le développement de l'enfant est complet. A défaut de la mère, Dieu l'a mise à profusion à la portée de l'homme ; car partout où l'homme existe, il est accompagné d'animaux porte-mamelles. Cette nourriture, enfin, c'est le lait.

Nous entendons souvent dire que le lait n'est pas un aliment. Pour l'homme, non, le lait n'est pas un aliment suffisamment réparateur; mais, pour le nouveau-né, le lait n'est pas seulement un aliment : ce sont tous les aliments, ou, pour mieux dire, tous les éléments nutritifs associés dans les proportions voulues, réunis dans une seule substance, et qui en font le type d'un aliment complet.

Tandis que l'homme est obligé d'ingérer tout à la fois : du pain, de la viande, des légumes, des fruits et de boire de l'eau; de faire subir à ces diverses substances un travail long et laborieux, pour en faire un aliment plus ou moins nutritif; l'enfant n'a qu'à prendre simplement du lait, et sans effort, sans travail, il y trouve tous les éléments disséminés dans le copieux repas de l'homme. La preuve, nous la trouvons irréfutable dans l'étude chimique du lait.

VIII

DU LAIT

Lorsque l'on étudie la composition chimique du lait, on est étonné qu'il puisse y avoir désaccord sur la nécessité de le considérer comme le seul aliment qui dût suffire à la nutrition des jeunes animaux, jusqu'au moment où leurs organes auront acquis tout le développement nécessaire pour pouvoir admettre un autre mode d'alimentation.

En effet, le lait présente, sous une forme appropriée à la faiblesse des organes du nouveau-né et à son mode de nutrition, le type de l'aliment complet. Longtemps regardé comme très-analogue au chyle ou pectone, dont il a la blancheur, l'odeur suave, la saveur sucrée, il est, avec lui, la liqueur animale la plus douce : celle que l'action organique a le moins dénaturée.

Il renferme une grande quantité d'eau, qui tient en dissolution :

1° Du caséum ou matière azotée ;

2° Du beurre ou matière grasse;

3° Du sucre de lait ou matière ternaire soluble;

Différents sels, parmi lesquels il faut placer au premier rang le phosphate de chaux, si nécessaire au développement de la charpente osseuse; une matière extractive, analogue à l'osmazone; une petite quantité d'albumine et, dans quelques cas rares il est vrai, un peu d'acide lactique libre.

Nous empruntons au beau travail de Réveil l'histoire complète du lait.

Le lait normal, et dans un état complétement physiologique, est un liquide blanc tirant un peu sur le jaune opaque, d'une saveur douce et sucrée, à peu près inodore quand il est froid; il acquiert, quand on le chauffe, une odeur douce et agréable; il possède cette odeur quand il sort du mamelon de la nourrice.

Sa pesanteur spécifique, toujours supérieure à celle de l'eau, varie suivant l'espèce animale qui le fournit, et aussi suivant un grand nombre de circonstances.

D'après Brisson, elle est chez la femme de 1020,3

la vache. . 1032,4

la chèvre. . 1034,1

l'ânesse. . . 1035,5

En général, il est composé, d'après messieurs :

	Quevenne	Poggiale	O. Henry et Chevalier	Lehmann
Beurre.	3,38	4,38	3,13	3,60
Matières caséeuses .	3,59	3,86	4,48	5,60
Matières extractives				
et lactates. . .	5,85	5,54	5,37	4,00
Eau.	87,00	86,22	87,02	86,80
Matières solides. .	»	»	12,98	13,20

Cette invariabilité dans la nature des principes du lait est très-remarquable et lui assigne le premier rang parmi les aliments complets. Et la prédominance des aliments respiratoires, le sucre de lait et le beurre, sur la caséine ou aliment plastique, fait comprendre bien plus encore sa supériorité sur tout autre mode d'alimentation.

Enfin, un dernier caractère c'est son alcalinité prouvée par MM. Quevenne, Haidlen, et M. Donné, qui a reconnu qu'il ne devenait acide que lorsqu'il était soumis au contact de l'air.

Outre le phosphate de chaux, on trouve encore en dissolution dans le lait : du phosphate de magnésie, des chlorures de potassium et de sodium, de la soude, des lactates alcalins et des phosphates potassiques et sodiques.

Non-seulement le lait renferme dans sa composition chimique tous les éléments qui constituent l'aliment parfait, mais encore il éprouve, dans sa composition physiologique, des modifications importantes dans les proportions que chacun de ces éléments fournit à sa composition ; de telle sorte que, dès l'instant de la naissance, chaque jour apporte un changement dans ces proportions, et que le lait que doit prendre le nouveau-né, diffère du lait destiné à l'enfant qui respire depuis un certain temps ; ces modifications dans les rapports des éléments, semblent suivre pas à pas le développement et la tranformation des organes.

Ainsi, au moment de la naissance, le lait a l'apparence d'un liquide trouble, légèrement sucré et laxatif ; d'une saveur fade, aigrelette, peu agréable, qui rappelle celle de la manne ; il est un peu acide et plus riche en sucre de lait. Il contient, en outre, plus d'albumine et se putréfie facilement au contact de l'air.

Ce premier lait a reçu le nom de colostrum : il est chargé d'exciter les surfaces intestinales et de provoquer leurs contractions et l'expulsion du méconium. Il conserve ces caractères pendant quatre à six jours ; puis, peu à peu, il acquiert d'autres propriétés, devient franchement alcalin, ne présente plus traces d'albumine et moins de sucre de lait ; les parties solides (beurre, caséum) augmentent, et à trois semaines, un mois, il est, dans la période physiologique complète et possède tous les caractères du lait proprement dit. Puis, à mesure que l'enfant arrive en âge, le changement se continue : les parties solides augmentent de quantité, ainsi que le sucre de lait et les sels.

Sa digestibilité n'est pas moins remarquable. Sous ce rapport, après l'albumine, il occupe le premier rang. Nous avons étudié cette digestibilité sur de jeunes animaux.

Dès la première demi-heure après l'ingestion, la partie aqueuse a disparu et on ne trouve plus qu'une pâte blanche, homogène, granuleuse, semblable à du fromage à la crème délayé, mais épais. De demi-heure en demi-heure, on peut constater la disparition des parties aqueuses, et, au bout de trois heures, il ne reste plus que le tiers de la quantité ingérée, qui forme une masse assez compacte, présentant l'aspect du caséum en bouillie.

Le duodénum est alors rempli d'un liquide ayant l'apparence du lait, mais plus blanc, plus onctueux et légèrement visqueux.

Telle est la composition chimique et physiologique de cet aliment spécial, unique. En existe-

4.

t-il un d'aussi parfait, d'aussi bien approprié au but que la nature s'est proposé en le créant? Composition, préparation, température, proportions des éléments constitutifs, digestibilité, goût, saveur, odeur : il renferme tout. Nulle autre substance ne peut, ni lui être comparée, ni le suppléer.

En insistant aussi longuement sur ces points importants de physiologie et de chimie, notre but a été de prouver, d'une manière aussi complète que possible, que la cause principale, prédisposante de la mortalité des nouveau-nés, tenait bien réellement à l'éducation vicieuse à laquelle on soumet les enfants du premier âge, et que ce n'était pas chez nous une idée conçue *à priori* et basée seulement sur quelques observations personnelles.

Nous l'avons dit, frappé dès le début de notre carrière médicale de l'énorme mortalité qui frappe l'homme dans son berceau, mortalité hors de proportion avec celle qui atteint les animaux au même âge de la vie et avec celle que l'on observe chez l'homme adulte ; ne trouvant pas dans les causes mises en avant jusqu'ici des raisons suffisantes pour l'expliquer, nous nous sommes demandé si nous ne trouverions pas une explication plus satisfaisante dans l'étude de la nature et dans la science.

Nous y avons puisé la certitude que l'homme, pas plus que les autres êtres organisés, ne naissait pour mourir ou pour souffrir; que dans la majorité des cas, au contraire, il naissait bien constitué et ne demandait qu'à vivre; et que, si la mort le frappait ainsi dès sa naissance, l'ignorance ou l'oubli des lois naturelles en était, le plus souvent, la cause première.

Est-ce à dire que si on élevait les enfants d'après ces lois, la mortalité cesserait entièrement? Non, certes; mais ce que nous affirmons, avec une conviction entière, c'est que si l'homme, mieux éclairé, élevait son enfant comme la nature le veut, comme l'animal élève ses petits, cette mortalité descendrait à un chiffre que nous appellerons normal, c'est-à-dire de 5 à 10 p. 100 au maximum; en même temps que l'on verrait décroître, dans des proportions bien plus considérables encore, le nombre des individus à constitution faible, des scrofuleux et des rachitiques.

IX

DE L'ÉDUCATION PHYSIQUE

Étant admise la nécessité absolue d'une alimentation spéciale par le lait, pendant toute la période de la première enfance, c'est-à-dire tout le temps nécessaire au développement complet de l'organisme, il nous reste à parler de l'air, de la chaleur, de la lumière et du sommeil, au point de vue de l'éducation physique du nouveau-né.

L'AIR

Nous avons vu qu'en naissant l'enfant possède deux organes complétement développés : les poumons et la peau.

Pendant tout le temps de sa vie embryonnaire et fœtale, c'est le sang de sa mère qui lui fournit les matériaux nécessaires à la formation et aux modifications de ses organes, par l'intermédiaire du placenta et des vaisseaux ombilicaux. Mais dès l'instant où le fœtus est expulsé, cette circulation commune cesse ; l'enfant doit vivre de sa vie propre et puiser au dehors l'élément qui doit servir à la vivification de ses organes. Cet élément. c'est l'air qui l'environne ; aussi, à peine le fœtus est-il né, avant même que toute communication avec la mère ait cessé, l'air pénètre dans la poitrine, et les poumons, jusqu'alors inertes, excités par sa présence, entrent immédiatement en fonction et la respiration s'établit. Fonction tellement importante qu'elle a servi de base au législateur, pour déterminer si un enfant né viable a vécu.

L'air joue un rôle immense dans la nature. Tous les êtres organisés, végétaux ou animaux, n'existent que par lui. Chez l'homme, dès qu'il a pénétré dans les poumons, il se décompose, abandonne une partie des éléments qui le constituent, et, mis en contact avec le sang, il le vivifie, le rend apte à fournir à chacun des organes les éléments qui lui sont propres, qui servent à sa nutrition, lui permettent de remplir ses fonctions et de réparer ses pertes.

Dès qu'il devient plus rare, ou que par une cause quelconque il ne peut plus pénétrer dans la poitrine, la mort arrive.

Il en est de même s'il cesse d'être pur ou s'il est mêlé avec d'autres gaz impropres à la vie. Or, c'est ce qui arrive par le fait même de la respiration.

L'air pur, qui pénètre dans la poitrine, est absorbé en partie et se combine avec le sang, le reste est expulsé au dehors par l'expiration et entraîne avec lui une certaine quantité d'acide carbonique, gaz impropre à la vie, qu'il trouve tout formé dans le sang. Il est donc nécessaire qu'il soit fréquemment renouvelé; car, si l'individu respire dans un espace très-resserré, où l'air ne peut se renouveler, il arrivera un temps où cet air aura perdu la plus grande partie de ses qualités vivifiantes, pour se changer en gaz nuisible et occasionner la mort, ou, au moins, une perturbation notable dans la santé. C'est ainsi que nous avons vu des souris mourir en moins de six heures, alors que nous les avions mises dans un vase d'une capacité de 4 décilitres, sur lequel nous avions placé un verre bien assujetti.

Il est donc très-important que le nouveau-né respire librement et que l'air soit fréquemment renouvelé autour de lui; et cela est d'autant plus important que chez lui la vie étant très-active, à cause de la rapidité avec laquelle son développement s'effectue, la respiration est fréquente et la circulation rapide.

Laissez-le donc respirer en toute liberté. Point de voile, point de linge autour de sa figure; elle doit être constamment découverte, et rien ne doit gêner cette fonction.

LA CHALEUR

Il est d'autant plus nécessaire que l'enfant respire en toute liberté et avec abondance, que l'acte de la respiration est le principal moteur de la chaleur animale. C'est en grande partie par elle que cette chaleur se produit. L'enfant, dans le sein de sa mère, n'a pas en propre de chaleur sensible, il n'a que la température de sa mère (36° à 37° cent. Milne Edwards). Dès qu'il en est séparé, cette température baisse de quelques degrés. Si alors vous gênez ou entravez la respiration, elle tendra encore à descendre : c'est ce que l'on observe chez les individus atteints d'affections graves de la poitrine, les asthmatiques par exemple, chez lesquels le pouls descend à 27-26° cent., par suite de la gêne qu'ils éprouvent dans l'accomplissement de l'acte respiratoire. Chez les cholériques, où la respiration devient extrêmement lente, le pouls descend à 21°. Sans doute, vous avez la ressource de la chaleur factice : du feu, ou des vêtements dont vous couvrez l'enfant; mais **MM.** Delaroche et Berger ont constaté que cette température, quelque élevée soit-elle, n'a pas une grande influence sur la chaleur animale. Elle peut servir à conserver la température propre et à l'élever de quelques degrés; mais elle ne saurait l'élever à un degré supérieur : la respiration seule peut la faire naître et même l'augmenter.

Ainsi, après une course rapide, un exercice violent, lorsque la respiration devient précipitée, la chaleur intérieure augmente d'une manière sensible. .

DE LA LUMIÈRE

De même que l'air, la lumière a une influence bien manifeste sur tous les êtres organisés. Si sans air la vie est impossible, sans lumière elle est incomplète. Il est vrai que la lumière indique presque toujours la présence d'un air pur et suffisamment renouvelé; néanmoins, son action est incontestable; si l'on place une plante dans un endroit obscur, une cave par exemple, elle poussera, mais elle sera grêle ; ses feuilles seront pâles et inclinées. Si vous élevez des animaux dans les mêmes conditions, ils seront chétifs, faibles et auront une grande tendance à devenir rachitiques. Les populations qui vivent dans ces conditions, les ouvriers mineurs par exemple, présentent toutes, d'une manière remarquable, des caractères d'étiolement.

LE SOMMEIL

Pendant toute la période de la vie fœtale, c'est le sang de la mère, avons-nous dit, qui fournit au produit de la conception les matériaux nécessaires à la formation et au développement des organes, et qui reporte à la mère ceux qui sont devenus inutiles ou nuisibles. Les fonctions n'existent pas ; il n'y a encore ni veille ni sommeil.

Mais sitôt que l'enfant est séparé de sa mère, l'air pénètre dans sa poitrine jusque dans les vésicules pulmonaires ; là, il se trouve en contact avec le sang qui les remplit et il le vivific ; la chaleur propre à l'enfant se développe et les organes entrent en fonction. C'est la vie qui commence.

Mais comme les organes sont imparfaits et demandent encore un temps plus ou moins long pour acquérir leur entier développement, tous les éléments nutritifs, que l'alimentation peut fournir, doivent être employés ; aussi la nutrition continue-t-elle à se faire avec rapidité et l'on peut dire que le nouveau-né absorbe plutôt qu'il ne digère.

Or rien ne favorise autant l'absorption que le repos et le sommeil. C'est pendant le sommeil que la nature travaille surtout à organiser et à réparer les pertes que le mouvement et l'état de veille font éprouver à l'économie. Il est donc important que l'enfant dépense le moins possible, aussi chez lui le sommeil est-il presque continu. « Tant que « l'activité organisatrice trouve des matériaux suf- « fisants dans la nourriture, l'enfant est très-disposé à dormir, il ne s'éveille que quand il sent le besoin d'aliment » (J. Müller). Ce besoin absolu de sommeil est en quelque sorte subordonné au développement des organes, dont il suivra pas à pas les diverses transformations. Dans les premiers mois qui suivent la naissance, les six premières semaines au moins, il faut donc non-seulement respecter avec soin le sommeil de l'enfant, mais encore faire tout ce qui est possible pour le favoriser.

En résumé, nous pensons avoir suffisamment prouvé que, de toutes les causes de mortalité chez les nouveau-nés, la principale, la seule réellement prédisposante, était une éducation mauvaise, irrationnelle, consistant :

1° Dans une alimentation nullement en rapport avec la faiblesse des organes, et qui, introduite dans l'estomac et le tube intestinal, agissait à la manière des corps étrangers ou des poisons. Elle y détermine une irritation, souvent mortelle, ou du moins amène toujours une perturbation profonde dans la nutrition des organes et, par suite, engendre la faiblesse de constitution, la scrofule, le ramollissement des os, le rachitisme, etc...

2° Dans le défaut d'air et de lumière, dans un air vicié, ou dans une gêne quelconque apportée à la respiration.

3° Dans l'absence de chaleur, ou seulement dans l'abaissement de la température ambiante au-dessous de celle propre au nouveau-né.

4° Enfin, dans le trouble apporté au sommeil de l'enfant, alors que, par excès de tendresse, la mère ne cesse de le prendre dans ses bras pour l'accabler de caresses et de soins assidus.

L'étude de la nature et la science nous ont démontré d'une manière irréfutable que les prin-

cipes fondamentaux de toute éducation physique
bien dirigée étaient : l'air, la lumière, la chaleur,
le sommeil et une alimentation spéciale, le *lait*,
seul aliment apte à favoriser le développement
régulier des organes ; et que cette alimentation
devait être *exclusive*, tout le temps nécessaire à
ce développement, c'est-à-dire jusqu'à l'âge de
dix-huit mois au moins.

X

ÉDUCATION PHYSIQUE ET MORALE

C'est également dans l'étude de la nature et en interrogeant la science que nous trouvons les bases de l'éducation morale du nouveau-né.

En même temps que la science se met au service de l'homme, pour l'aider à améliorer sa position matérielle, des hommes éminents, des esprits sérieux, poussés par l'amour de l'humanité, s'efforcent de répandre partout l'instruction. De tout côté, on ouvre des écoles, on fonde des bibliothèques, et le gouvernement aide de tout son pouvoir à ce mouvement.

Certes, nous nous associons de tout cœur à cet élan généreux, et personne plus que nous n'en désire la réussite. Mais que de peines! que de déceptions! et pourquoi? C'est que l'on veut instruire l'homme déjà homme, on sème dans un terrain plus ou moins bon, plus ou moins bien préparé, et souvent il faut lutter contre la plus grande de toutes les difficultés, une éducation morale vicieuse ou nulle.

Tant d'efforts seront sans doute couronnés de succès, mais combien se trouvera-t-il encore d'esprits rebelles, qui se refuseront à toute culture ; ou, ce qui est pis encore, se serviront du peu d'instruction qu'ils auront reçue pour chercher, dans les mauvais livres, les moyens de satisfaire leurs instincts pervertis !

On pourrait peut-être rendre le mal moins intense si, tout en donnant l'instruction, on s'occupait aussi de refaire l'éducation morale.

Malheureusement, c'est là l'exception. Parmi les membres du corps enseignant, la plupart se contentent d'instruire leurs élèves, ils les bourrent, pour ainsi dire, de science ; mais de morale, point, ou seulement d'une manière accessoire. Aussi n'est-il pas rare de rencontrer des hommes très-instruits, mais arrogants, pédants, quelquefois même grossiers ; en un mot très-mal élevés.

Cela ne tiendrait-il pas à la confusion que l'on fait généralement entre l'éducation et l'instruction ? choses cependant entièrement distinctes l'une de l'autre.

A notre sens, il existe une lacune dans le programme de l'instruction publique. En ef-

fet, on exige beaucoup des personnes laïques,
qui aspirent à instruire la jeunesse; mais ne
pourrait-on pas leur demander aussi, surtout
à celles qui se destinent aux salles d'asiles, quelques notions sur la manière d'élever le *moral* des
enfants, de redresser leur caractère, lorsqu'il est
mauvais, et de diriger leur jeune intelligence vers
ce qui est bien, vers ce qui est beau ?

Non par des histoires écrites à plaisir, traitant
de sujets plus ou moins directs, faisant allusion
à tel ou tel fait ; histoires que l'on trouve toutes
faites dans les livres qui encombrent les bibliothèques dites de l'enfance, et qui ne s'adressent en
réalité qu'à des sujets déjà raisonnants. Ces histoires ont la prétention de remplacer les *Contes
de Perrault* et la *Morale en action*, sans avoir
le charme enfantin des premiers, ni la force
attrayante des seconds ; elles manquent presque
toujours le but, et ne servent guère qu'à faire connaître à l'enfant l'orgueil, et à éveiller en lui un
amour-propre excessif.

On oublie trop que l'homme enfant n'est qu'un
animal essentiellement imitateur : il sourit, parce
qu'il voit à chaque instant sa mère sourire en le regardant ; il prononce papa, parce que sa mère lui
a répété, et répété encore, la consonnance de ce

mot. Ce n'est donc qu'en voyant souvent une chose, qu'en entendant sans cesse un mot, qu'il apprend à discerner et à se faire une idée de cette chose ou de ce mot. Il vit tout entier dans le présent; pour lui, le passé n'existe plus et le futur n'a pas de sens.

Aussi croyons-nous qu'il ne serait peut-être pas inutile de demander aux aspirants à l'instruction des enfants, un peu de philosophie ; non de cette philosophie transcendante et abstraite, qu'il n'appartient qu'à des esprits d'élite d'approfondir, mais de cette philosophie usuelle, qui apprend à connaître Dieu, à admirer ses œuvres, et fait comprendre les devoirs que la famille et la société imposent; à faire, en un mot, de l'éducation morale telle que nous l'entendons : cela, croyons-nous, serait aussi important que de leur demander l'histoire complète de Judith, ou de toute autre femme de la Bible.

Nous savons bien que l'on se repose de ce soin sur les personnes chargées de l'instruction religieuse ; mais, ici encore, il semble exister la même confusion que nous signalions tout à l'heure. La preuve en est faite depuis longtemps. Ces personnes sont aussi chargées, en grand nombre, de répandre l'instruction chez les enfants, surtout dans les classes pauvres, et cela sans avoir à fournir aucune garantie d'études, pas même d'aptitude. Elles savent élever des chrétiens, comme nous le leur avons entendu dire, et leurs élèves sont, il est vrai, fort instruits sur leurs devoirs religieux... quant à leur éducation morale, elle laisse tout autant à désirer, si ce n'est plus, que celle des hommes élevés par des laïques.

Mais laissons ces considérations aux hommes compétents et revenons au plus vite à l'éducation morale du nouveau-né.

De même qu'en vous occupant sérieusement de l'amélioration physique de l'homme dès sa naissance, vous travaillez pour l'avenir; de même, si vous voulez, pour l'avenir, avoir des hommes meilleurs, c'est dès le berceau qu'il vous faut commencer. C'est alors que l'enfant n'a ni idée, ni volonté, ni caprices; que son cerveau ne perçoit que des sensations sans pouvoir les analyser; c'est alors, disons-nous, que doit commencer son éducation morale. Imitons le laboureur, qui veut une bonne récolte; il ne jette pas la semence au hasard, sur une terre battue; il n'attend pas sa maturité pour en arracher les mauvaises herbes : il commence par labourer, nettoyer cette terre, la rendre meuble; c'est dès

5.

que la plante commence à pousser qu'il sarcle son champ. La première enfance est cette terre où vous voulez semer : enseignez donc aux jeunes mères à la préparer avec soin, à la façonner et à ne pas souffrir que l'ivraie y prenne racine.

L'éducation morale de l'enfance, dit Gardien, commence dès la naissance ; et c'est peut-être, il faut bien le dire, le moment le plus difficile. En effet, peu de mères veulent consentir à ne pas avoir constamment leur enfant à leur côté, ou dans leurs bras, afin de l'admirer sans cesse, de le regarder dormir. Nous comprenons cette faiblesse ; nous aimons à voir les jeunes mères, les yeux fixés sur leur nourrisson, et couvant d'un regard d'ineffable tendresse celui qui, un instant avant, était pour elle la cause de douleurs affreuses. Cependant, nous devons d'autant plus insister, que cette sollicitude, toute naturelle qu'elle soit, entraîne à sa suite des inconvénients très-graves, et pour la mère et pour l'enfant. La jeune mère doit donc s'efforcer à combattre cette faiblesse, et prouver qu'elle n'aime pas son enfant seulement pour son passe-temps, comme Montaigne l'en accuse.

Vous avez engendré, leur dirons-nous ; vous avez supporté les douleurs de l'enfantement, et votre tâche est loin d'être terminée. Il vous reste de grands devoirs à remplir. Cet enfant, votre joie, vous n'hésiteriez pas à donner votre vie pour lui !... Eh bien ! sacrifiez-lui votre contentement personnel ; regardez-le, contemplez-le tant que vous voudrez ; mais respectez son repos. Gardez-vous, par excès de tendresse, de faire naître en lui des sensations toujours nuisibles, d'autant plus difficiles à faire cesser qu'elles auront été éprouvées plus tôt et auront duré plus de temps : elles troublent les fonctions de ses organes, qu'elles ébranlent et dont elles entravent la nutrition ; elles deviennent la cause de cris sans fin, qui impatientent le père, alarment sans cesse votre cœur maternel, et le plus souvent décident de son éloignement de la famille, à son grand préjudice et aussi au vôtre, comme nous espérons le prouver par la suite.

Souvenez-vous d'ailleurs que le sacrifice si nécessaire que nous vous demandons n'est pas absolu, qu'il ne doit durer qu'un certain temps, et que vous en serez largement récompensées. Son premier sourire, sa première caresse, ne seront-ils pas pour vous ? Sachez donc les attendre.

Quelques philosophes ont avancé qu'il fallait laisser les enfants crier, de peur de les autoriser à avoir des caprices, des fantaisies, et d'en faire de petits tyrans, que rien ne peut satisfaire.

Nous reconnaissons bien là la manie, de l'homme, qui ne veut voir dans son enfant qu'un homme comme lui. Mais l'enfant peut-il avoir des fantaisies, des caprices, encore moins la volonté d'imposer sa tyrannie? La fantaisie, la volonté, supposent nécessairement des idées, du raisonnement, deux choses qui demandent un certain travail de la part du cerveau.

Or, pour qu'un organe puisse accomplir les fonctions qui lui sont dévolues, il faut que son développement soit complet, et le cerveau, au moment de la naissance, est loin d'être dans cette condition. Il ne se présente alors que comme une masse homogène molle et sans consistance, facile à être écrasée sous le doigt. Sa forme est à peine arrêtée. Les parties qui le constituent ne sont pas développées entièrement et les circonvolutions sont encore peu marquées. Enfin les organes des sens qui doivent le compléter en quelque sorte, et lui transmettre les sensations qu'ils perçoivent, ne sont encore qu'à l'état rudimentaire et leur développement doit suivre celui de l'organe. Et puisqu'il est démontré que les idées et les sentiments ne sont autre chose que le résultat des sensations perçues par les sens et que ceux-ci transmettent au cerveau, celui-ci, chez l'enfant nouveau-né, ne peut recevoir que des sensations encore confuses et limitées, qu'il ne saurait ni assembler, ni raisonner et encore moins en former des idées.

Chez le nouveau-né, les sensations ne produisent aucun ébranlement dans le système nerveux, ou, pour mieux dire, il n'a pas encore conscience de ce qu'il éprouve. De même que l'animal, l'enfant n'a donc ni idées, ni sentiments; il ne peut qu'éprouver des sensations, et de même que l'animal, il ne sait exprimer ce qu'il éprouve que par des cris, que la sensation lui soit pénible ou agréable. En effet, il crie sitôt que l'air pénètre dans sa poitrine, il crie parce qu'une épingle le pique, il crie pour être porté, pour être bercé, il crie pour voir la lumière, pour saisir un objet, il crie parce qu'il a faim; il crie toujours et sans cesse, pour le plaisir de crier, parce que cela l'amuse de faire du bruit, comme nous avons pu le constater plusieurs fois.

Aussi, loin de résister à ses cris, nous pensons qu'il est très-important de les étudier avec soin, afin de pouvoir discerner la nature de la sensation que l'enfant éprouve, ou, pour mieux dire, de connaître la cause de ces cris.

Si la sensation lui est désagréable, il criera jusqu'à ce qu'elle ait cessé de se produire et il ne criera plus dès que la cause ne se fera plus sentir.

C'est ce qui a lieu au moment de la naissance ; mis subitement en contact avec l'air extérieur, l'enfant éprouve une sensation pénible, aussi crie-t-il immédiatement. Mais sitôt emmaillotté, sitôt que la température qui lui est propre, développée, et entretenue par la respiration, s'est mise en équilibre avec la température de l'air qui l'environne, il cesse ses cris et s'endort.

Si la sensation lui est agréable, l'enfant crie dès qu'il cesse de l'éprouver et il se calme à l'instant même où cette sensation se renouvelle. Ainsi l'action de le bercer, de marcher en le tenant dans les bras, lui cause une sensation agréable, il crie si l'on s'arrête ou si l'on ne le berce plus.

Il faut donc, sitôt que l'enfant crie, lui présenter le sein, examiner avec soin si rien ne le gêne ou ne le blesse dans son maillot, si ses petits membres n'ont pas une mauvaise position. Rassuré sur tous ces points, on le replace dans son berceau et on le laisse crier. Il y a d'autant moins de danger à le faire que l'enfant ne pousse jamais ces cris au point de faire naître des accidents. Jamais nous n'en avons constaté dans ce cas.

Veut-on acquérir la certitude que l'enfant ne

crie qu'afin d'être porté ou bercé, on le prend un instant dans les bras, ou on le berce doucement; il cesse aussitôt pour recommencer dès qu'on le replace dans son berceau. Oh ! alors, il faut être ferme et ne pas céder, et bientôt ne percevant pas la sensation qu'il désire, il se fatigue de crier et s'endort.

Il est préférable de ne pas créer ces sensations. Dès le premier moment, il faut le laisser reposer; ne connaissant pas d'autres sensations que celles de la chaleur et du repos, il ne demandera pas à en éprouver d'autres, et la mère et l'enfant y gagneront d'autant. Bien plus, en agir ainsi, c'est se conformer à la loi naturelle. Nous connaissons en effet toute l'importance du sommeil et du repos sur la nutrition. Nous le répétons, c'est dès l'instant de la naissance qu'il faut s'y prendre, car tout dépend des premières sensations que l'enfant éprouve.

A mesure que le nouveau-né avance dans la vie, le cerveau et les organes des sens se développent, la vue d'abord, l'ouïe ensuite; alors les sensations naissent d'elles-mêmes, elles deviennent moins confuses, le cerveau les reçoit plus nettes et elles s'y gravent plus profondément.

L'enfant voit sa mère, il voit son sourire, il entend sa voix et s'essaye à les imiter. Quelle joie pour son cœur! quelle douce récompense pour tous ses sacrifices!

Loin de se ralentir, elle doit redoubler de soins et d'attentions. Elle n'a plus à craindre de faire naître les sensations; tout ce qui entoure l'enfant, tout ce qu'il voit, tout ce qu'il entend, lui en fait éprouver; il faut veiller à ce qu'elles soient aussi agréables que possible. La mère doit s'efforcer de les diriger, lui apprendre à s'en former des idées nettes et précises, non par des paroles, ni par des réprimandes; elles sont inutiles, l'enfant ne les comprend pas. C'est par des actes souvent répétés, c'est par les yeux surtout, qu'il faut l'instruire, car ce n'est encore que par les yeux qu'il peut communiquer avec elle. C'est dans les yeux que l'enfant lit et comprend la pensée de sa mère.

Tout ce que l'enfant voit, il le désire, il veut le tenir dans sa main; tout ce qu'il tient, quels que soient la nature ou le volume de l'objet, il le porte à sa bouche, non pour le manger, il n'a pas conscience de ses actes, mais uniquement par un mouvement machinal, comme il le fait de sa main, d'un linge, etc.

Si ce qu'il demande lui est bon et utile, on doit l'accorder de suite, sans hésitation, sans attendre qu'il ait crié. Si ce qu'il veut peut lui nuire, on refuse net, sans restriction, sans avoir l'air de se préoccuper de ses cris ni de ses pleurs.

C'est surtout lorsque vous êtes à table, avec votre enfant sur les genoux, que vous devez vous montrer inflexible et savoir résister à ses importunités. N'allez pas croire que votre enfant demande parce qu'il a faim, et sent le besoin de prendre des aliments, comme on nous le répète chaque jour. C'est une erreur grave : l'enfant demande parce qu'il vous voit manger et qu'il veut vous imiter. Rappelez-vous ce que nous avons dit de l'alimentation et de l'aliment ; souvenez-vous que la moindre faiblesse de votre part, la plus petite concession, peut vous coûter la vie de votre enfant!

Combien en avons-nous vus mourir de ces pauvres petits, parce que la mère n'avait pas su se défendre contre leurs cris, et avait accordé une croûte de pain, un grain de raisin! C'est si peu de chose, dit-on ; mais ce peu de chose, si petit qu'il soit, peut occasionner des accidents formidables, la mort même. Nous avons vu entre autres un enfant de huit mois succomber ainsi, en moins d'une heure, pour avoir avalé une parcelle de bœuf bouilli!

Mais pourquoi s'exposer à ces dangers? Ne serait-il pas plus sage de prendre exemple sur les animaux, dont la mère semble se cacher de ses petits pour manger, et de ne pas laisser l'enfant assister au repas? On éviterait ainsi de faire naître en lui des sensations toujours nuisibles, dont le moindre inconvénient est de le rendre gourmand.

S'il est impossible de donner à l'enfant ce qu'il demande et que ses cris deviennent importuns, il faut le porter près de l'objet de sa convoitise et le laisser y toucher; il voudra le saisir, verra son impuissance et cessera de le demander. Une dame nous a raconté qu'elle avait souvent entendu sa mère lui dire que, lorsqu'elle était enfant, elle avait voulu saisir une bougie allumée. Elle la demandait, comme tous les enfants, par des cris sans fin. Sa mère impatientée l'avait approchée de la bougie et lui avait laissé porter la main à la flamme, très-rapidement il est vrai, mais assez pour qu'elle en sentît la chaleur. Depuis elle n'avait jamais demandé à toucher la lumière. Le moyen était peut-être sévère, mais certainement il était bon. Nous avons vu un jeune enfant, qui, malgré défenses et menaces, voulait obstinément ouvrir la porte d'un poêle, alors seulement qu'il y avait du feu. Un jour que le feu était près de s'éteindre et que la porte de ce poêle était suffisamment refroidie pour seulement chauffer fortement, la mère feignit de se relâcher de sa surveillance, aussitôt l'indocile se précipite pour ouvrir la porte et se brûle légèrement la main. Jamais, depuis, il ne s'en est approché.

Si ce que demande l'enfant est injuste, ou peut lui nuire; il ne faut pas chercher à donner le change à son désir, en lui promettant un jouet ou un bonbon; car on peut être assuré que lorsqu'il voudra l'un ou l'autre, il demandera le Panthéon et ne cessera de crier. Non pas qu'il tienne à ce qu'il demande, mais parce qu'il a appris que pour obtenir un jouet, il lui faut demander l'impossible. De même, si dans l'intérêt de sa santé, on est obligé de lui faire prendre un médicament mauvais, il faut bien se garder de le plaindre ou de témoigner de la répugnance en le regardant, ou de lui promettre mille choses, s'il est sage et s'il le prend bien. C'est avec indifférence qu'il faut le lui présenter, comme on lui présente du lait. Nous avons souvent constaté ce fait; l'enfant a lu dans les yeux, il a compris que ce qu'on lui donne est mauvais, il n'en veut pas. Ni prières, ni menaces ne parviendront à vaincre sa répugnance. Ainsi point de flatteries, point de menaces, encore moins de coups! Soyez ferme et juste. Si vous promettez une chose, donnez-la de suite, punition ou récompense, que l'exécution suive la promesse ; car à cet âge les impressions passent vite et si vous tardez, alors que vous exécuterez la promesse, elle aura perdu sa valeur, l'enfant en ayant oublié la cause.

Bien que les premières idées conçues soient légères et laissent peu de traces, lorsqu'elles sont renouvelées souvent, elles finissent par se graver profondément dans le cerveau et ont, par la suite, une grande influence sur la vie entière. Aussi proscrivons-nous, d'une manière formelle, l'habitude où l'on est de chercher à effrayer les enfants, pour les faire taire ou les faire obéir, en leur faisant peur d'objets chimériques, de croquemitaines, de revenants, etc., ou en leur racontant des histoires tragiques de voleurs, etc. Le ton avec lequel on parle à l'enfant de ces choses, l'impressionne vivement, et à force d'entendre parler de peur, il devient peureux. J.-J. Rousseau voulait que, l'enfant dans les bras de sa nourrice, on lui présentât des objets affreux, des masques hideux, que l'on en fît un jeu avec lui, afin de l'habituer à les regarder en face et à en rire. Nous préférons ne pas faire naître en lui la crainte, ne l'ayant jamais éprouvée, il ne la connaîtra pas. De même, si l'enfant tombe ou se blesse, gardez-vous bien de vous empresser autour de lui, de le prendre dans vos bras et de le plaindre outre mesure. Un seul regard doit vous rassurer sur le danger qu'il a couru; dissimulez votre alarme si vous en éprouvez, car si l'enfant voit vos pleurs, s'il voit dans vos yeux la peur que votre cœur a ressentie, il redoublera ses cris et se plaindra beaucoup plus qu'il ne souffrira en réalité; vous lui avez fait connaître qu'il y a du danger, à tomber ou à se blesser, il deviendra pusillanime et craintif. Ceci, nous l'avons souvent observé. Voyez un enfant tomber; avant de crier, de se plaindre, il regarde s'il est vu, il cherche à lire dans vos yeux l'émotion que vous ressentez, et suivant qu'il y verra l'indifférence, la gaîté ou l'alarme, il se déterminera à se relever sans rien dire, pour continuer ses jeux, ou à rire ou à pleurer. Il ressentira non la peur qu'il a éprouvée, il ne la connaît pas, mais celle que vous lui aurez appris à connaître.

Enfin, ce que l'enfant exécute est-il bien, applaudissez de suite, prodiguez vos caresses, que vos yeux expriment la satisfaction. Si c'est mal, qu'il y lise immédiatement le mécontentement, blâmez-le et refusez-lui vos baisers. C'est en agissant ainsi que vous apprendrez à votre enfant à discerner entre ce qui est bien et ce qui est mal. Et si dès les premiers moments où il vous a souri, vous avez appliqué ces principes avec fermeté et persévérance ; si vous l'avez habitué à ce langage et à ces signes d'approbation ou d'improbation, les seuls qu'il puisse comprendre, soyez certain qu'avant de rien faire, de rien demander, votre élève cherchera à lire dans vos yeux s'il doit le faire. C'est qu'en effet, dans les premiers temps qui suivent sa naissance, l'homme, de même que l'animal, manque absolument de jugement ; tous deux n'éprouvent que des sensations et ne peuvent comprendre votre langage qu'ils entendent, il est vrai, mais qu'ils ne peuvent analyser, et qui, par conséquent, ne saurait éveiller en eux aucune idée ; c'est dans les organes qui transmettent diréctement ces sensations au cerveau, l'œil principalement, qu'ils concentrent toutes leurs facultés.

Les sourds-muets sont dans les mêmes conditions. Chez ces malheureux, l'ouïe et la parole articulée n'existent pas, l'œil seul agit, aussi est-ce par cet organe seul qu'ils peuvent se mettre en relation avec vous.

La preuve de ce que nous avançons, nous la trouvons dans l'observation des faits qui se passent sous nos yeux. Qui n'a vu un chien ou un cheval dressé ? Certes ce n'est pas à la parole qu'il obéit, il l'entend, mais ne la comprend pas ; c'est

aux yeux de son maître, qui n'est arrivé à ce résultat, qu'en lui faisant répéter souvent les mêmes actes, et en témoignant son contentement
par des caresses lorsque l'animal avait réussi,
ou son mécontentement par des coups, s'il faisait mal. Observez travailler ces singes et ces
chiens savants, voyez-les fixer les yeux sur leur
maître, épier ses moindres gestes, les moindres
plis de son visage et chercher à lire dans ses yeux
ce qu'il va leur commander. Élevez vous-même
un chien, et voyez avec quel soin il vous regarde,
comme il sait lire dans vos yeux quelles sont vos
intentions. Etes-vous triste, il est triste; êtes-vous
joyeux, il joue, il saute autour de vous; devez-vous
sortir, sa queue s'agite, il se dresse, détend ses
membres et vous devance, avant même que vous
ayez formulé votre pensée; devez-vous le châtier,
l'oreille basse, la queue entre les jambes, il rampe
à vos pieds et attend l'exécution de la sentence
avant même que vous ne l'ayez prononcée.

Voyez une chatte, lorsque le temps est venu
d'apprendre à ses petits à ne point salir leur nid,
elle ne crie pas, ne les mord pas; elle les appelle
doucement, les conduit à l'endroit à ce destiné et
leur enseigne ainsi à y venir.

L'éducation morale du nouveau-né, de même

que son éducation physique, dépendent donc entièrement de la mère. En même temps que sa sollicitude veille constamment au bien-être physique de son enfant, elle doit s'occuper sans relâche de son bien-être moral. Dès la naissance, elle s'efforcera d'éloigner de lui tout ce qui pourrait lui faire éprouver des sensations mauvaises, et elle s'attachera au contraire à n'en faire naître que d'utiles et d'agréables. Puis quand son enfant lui sourit, ce qui indique que le cerveau commence à fonctionner, elle doit porter toute son attention à ce que ses yeux n'expriment que ce qu'elle veut qu'il apprenne. Car elle ne peut continuer l'éducation morale que par les yeux, jusqu'à ce que le cerveau ait achevé son développement, c'est-à-dire jusqu'à l'âge de deux ans, et pendant ce temps, à force de patience et de répétitions sans cesse renouvelées, elle lui enseigne le langage articulé.

L'enfant s'élève comme la plante, comme l'animal, il demande les mêmes soins, la même persévérance, rien de plus. Ce qui est difficile, c'est de se mettre à sa portée; c'est de ne pas se souvenir de ce que l'on sait, ou plutôt de se rappeler comment on l'a appris; c'est d'employer son intelligence à suppléer à l'intelligence de l'enfant, comme on supplée à celle d'un animal quelconque ; c'est enfin de diriger sa jeune intelligence, à mesure qu'elle se développe, vers ce qui est bien et juste, non par des paroles, non par des menaces, encore moins par des coups ; mais par des moyens à sa portée, les yeux d'abord, qui, avons-nous dit, sont la première et, pendant un certain temps, la seule manière de lui communiquer votre pensée ; par la parole et par des exemples, quand plus tard il peut les comprendre. Combien ne voit-on pas d'enfants arrogants, insolents, insupportables en un mot, et les parents d'applaudir, de rire à se tordre ! Qu'il est espiègle ! Qu'il est gentil ! Fi ! le méchant.... et tout cela avec force caresses et force baisers. Puis, quand l'enfant commence à grandir, quand il s'attaque même à son père, on se plaint, on veut le corriger ; il est trop tard ! C'est dès le début, dès l'instant de la naissance qu'il fallait s'y prendre. Comment voulez-vous que votre élève comprenne que ce que vous admiriez hier, vous le trouviez mauvais aujourd'hui ! Habitué jusque-là à vous voir obéir en aveugles à tous les caprices et aux fantaisies que vous avez créés en lui pour votre amusement, il s'étonne de cette résistance. Vous avez façonné son intelligence au mal ; ces défauts qui vous désolent, sont votre ouvrage ; que de peines, que de mal pour détruire ce que votre imprévoyance a élevé ! C'est une éducation à refaire, mais le pli est pris, et vous rencontrerez de la résistance et de l'obstination, au lieu d'une intelligence neuve et facile à façonner.

Nous le répétons encore, pour l'éducation morale comme pour l'éducation physique, il ne faut pas voir dans l'enfant qui vient de naître un homme, mais un être faible, imparfait, sans idées, sans intelligence, une plante, un animal enfin, et le traiter comme tel. Accordez à ses organes le temps nécessaire à leur entier développement. Suivez ce développement avec soin et avec attention. Éloignez de votre enfant tout ce qui peut lui être nuisible ; efforcez-vous de diriger vers le bien et l'utile, les sensations qu'il ressent à mesure que les organes se perfectionnent ; faites en sorte qu'il apprenne de bonne heure à distinguer entre les soins qu'il doit à votre sollicitude maternelle et ce que vous n'accordez qu'à son importunité ; surtout appliquez-vous à ne pas faire naître en lui des idées qu'il ne peut comprendre. Agir autrement c'est vouloir couronner un édifice avant d'en avoir assis les fondations.

Essayons maintenant d'appliquer les principes que nous venons de donner, à l'éducation physique et morale des nouveau-nés, en indiquant tout à la fois et les soins que le corps réclame et ceux que l'on doit donner à l'intelligence. Nous suivrons l'ordre naturel, c'est-à-dire le degré d'importance qu'ils présentent suivant le développement des organes.

XI

ÉDUCATION PHYSIQUE ET MORALE

LA NAISSANCE

Les douleurs avertissent la mère que son enfant va naître. Vous préparez de suite tout ce qui est nécessaire pour le recevoir.

Bien que les détails dans lesquels nous allons entrer soient le fait de l'accoucheur ou de la sage-femme, nous croyons devoir les placer ici, parce qu'il peut arriver que l'accouchement ait lieu en leur absence, et qu'alors les personnes qui sont présentes soient très-embarrassées. Il leur suffira, pour sortir d'embarras, d'exécuter ce que nous allons dire, en attendant l'arrivée du médecin ou de la sage-femme.

On fait chauffer de l'eau et l'on se procure de l'eau froide, une cuvette ou terrine.

On prépare les pièces du vêtement de l'enfant et de celui de la mère et on les superpose dans l'ordre suivant.

Pour la mère : la camisole, la chemise, le bonnet, les fichus, etc.

Pour l'enfant : le lange de laine, le lange de coton, la couche, la brassière, la chemise de laine ou de flanelle, la chemise de toile ou de coton, une bande large de 4 travers de doigt, une compresse fendue, le bonnet, le béguin de laine ou piqué, le béguin de toile, un fort fil, long de 15 à 20 centimètres, ou plusieurs fils en double de la même longueur et cirés, une paire de ciseaux, des épingles, une éponge fine, des serviettes, des linges fins. Le tout disposé de manière à ce qu'il soit facile de saisir chaque objet au moment où l'on veut s'en servir. Cela fait, on s'occupe du berceau.

LE BERCEAU

Le berceau doit être fait avec des matières légères, en osier ou mieux en fer et en filets, il doit être fixe sur ses montants ou supports afin d'éviter le balancement. Nous proscrivons formellement l'habitude où l'on est de bercer les enfants pour les faire taire et les endormir. D'abord parce qu'elle fait naître des sensations toujours nuisibles, qui deviennent une des principales causes de cris

6.

incessants ; ensuite parce qu'elle procure à l'enfant une espèce d'ivresse ou plutôt de somnolence, qui peut lui être agréable, mais qui n'est autre chose qu'une congestion vers le cerveau, par suite du ralentissement que le bercement amène dans la circulation du sang de cet organe ; congestion souvent funeste.

Les supports du berceau doivent être solides, bien en équilibre et faciles à déplacer. On le met près du lit de la mère et à sa portée. La tête de l'enfant doit toujours être placée de manière à ce que la lumière ne lui vienne pas en face.

Le berceau sera entièrement entouré de rideaux. Ces rideaux doivent être attachés à une certaine hauteur, 50 centimètres au moins, au-dessus de la tête de l'enfant ; ils seront faits d'un tissu léger, gaze ou mousseline, afin que l'air les traverse facilement et puisse se renouveler : point essentiel pour le développement des organes et la formation du calorique propre à l'enfant. Pendant le premier mois qui suit la naissance, on aura soin de recouvrir ces rideaux d'un tissu léger de couleur sombre, en ménageant toutefois un espace libre derrière la tête de l'enfant afin d'éviter que la lumière, en frappant ses yeux, ne le tienne éveillé et ne l'empêche par conséquent de dormir.

Durant les six premières semaines, le fond du berceau doit être garni de matières propres à entretenir la chaleur et à la conserver, la laine ou la plume. Passé cette époque, on le remplira avec des sacs de balle d'avoine, du zoster ou mieux encore des feuilles de fougères sur lesquelles on finira par placer l'enfant sans autre intermédiaire que le drap. C'est avec les mêmes matières, et pendant le même temps, que l'on garnira l'oreiller, qui ne doit être ni trop dur, ni trop mou.

LE MAILLOT

L'enfant est né, on se hâte de couper, avec des ciseaux, le cordon ombilical qui l'unit à sa mère. Cette section se fait à deux travers de doigt au-dessus du nombril, et on applique une ligature un peu serrée, environ vers le milieu du bout adhérent.

Cela fait, on place l'enfant sur un linge préalablement chauffé, avec lequel on l'enveloppe soigneusement pour procéder à sa toilette, près d'un feu vif et modéré ; on lave d'abord la tête avec l'éponge imbibée d'eau tiède, on l'essuie légèrement avec un linge bien sec, et on lui met ses béguins, dans l'ordre suivant : celui de toile, puis celui de laine, et enfin le bonnet de fantaisie.

Après avoir passé l'éponge sur tout le corps de l'enfant, on l'essuie avec un linge sec et chaud et on l'habille. On met d'abord la chemise de toile, celle de laine et la brassière; puis on enferme la portion conservée du cordon dans la compresse fendue que l'on maintient en place, à l'aide de la bande passée autour du corps.

Ensuite on emmaillotte l'enfant, en commençant par le lange de toile, qui doit être assujetti autour de la poitrine au-dessous des aisselles, et dans lequel on enveloppe avec précaution et séparément chaque membre inférieur de l'enfant, puis réunissant l'excédant de lange, on le replie au-dessous des pieds de l'enfant, pour le placer au-devant des jambes. On applique ensuite le lange de coton, dont on ramène l'excédant en arrière des jambes; enfin on enveloppe le tout dans le lange de laine également ramené en arrière.

Nous passons rapidement sur ces détails, qui, nous le répétons, sont le fait de l'accoucheur ou de la sage-femme. La seule règle à suivre et que nous signalons comme très-importante, c'est de procéder avec le plus de rapidité possible, afin de conserver au nouveau-né la chaleur qu'il tient de sa mère et celle que la respiration va faire naître et entretenir et qui sera sa chaleur propre.

Il faut encore avoir soin que ses vêtements soient préalablement chauffés; d'éviter qu'ils ne soient serrés, surtout pour les langes. On doit toujours passer les doigts entre eux et la poitrine de l'enfant; n'oublions pas qu'il est né pour respirer, qu'il doit le faire amplement. Ayons donc soin que ses vêtements en serrant la poitrine, ne l'empêchent de prendre toute l'ampleur désirable, et que rien ne vienne gêner les mouvements qui doivent concourir à l'accomplissement de cette importante fonction.

Nous recommandons également de toujours laisser les bras de l'enfant libres, d'abord parce que les mouvements qu'ils exécutent concourent aussi dans une certaine mesure à l'acte respiratoire, ensuite parce que leurs petites mains appliquées sur le sein, pendant l'allaitement, ne sont pas sans aider à en faire sortir plus facilement le lait par la douce pression qu'elles y exercent.

Ici se présente une question gravement et souvent débattue, et qui n'a pas, suivant noûs, une importance réelle. Faut-il se servir de liens pour tenir les vêtements de l'enfant, ou d'épingles? Il nous est indifférent de nous servir des uns ou des autres, à condition que les lacets ne feront jamais le tour du corps de l'enfant, et que les épingles seront placées de manière à ne pas se détacher et à ne pas le piquer, ce qui peut occasionner des cris dont il est quelquefois difficile de trouver le motif.

De toutes les manières d'emmaillotter, nous préférons celle que nous venons de décrire, parce qu'elle ne gêne en rien l'enfant, et lui laisse toute la liberté des mouvements de la poitrine et du ventre, mouvements nécessaires, avons-nous dit, à l'accomplissement de la respiration ; parce qu'elle est suffisante pour maintenir en équilibre les diverses parties de son chétif individu ; enfin parce qu'elle permet de conserver sa température à un degré convenable.

Ce n'est pas sans raison que nous avons passé rapidement sur le lavage de l'enfant au moment de la naissance; nous le considérons comme inutile et dangereux.

Inutile, parce que certains enfants sont recouverts d'un enduit gras, tellement tenace que l'eau glisse dessus sans le détacher, malgré l'emploi de l'huile ou du beurre, que l'on conseille dans ce cas, et qui nous paraissent plus propres à augmenter la crasse qu'à la diminuer. Dangereux, parce que, pendant que l'on cherche à débarrasser entièrement la peau de cette matière grasse, on perd un temps précieux pendant lequel la température du corps de l'enfant baisse et peut, malgré l'activité de la respiration, amener un refroidissement toujours nuisible, quelquefois mortel. Ensuite les frictions réitérées et les lavages à l'eau chaude que l'on est obligé d'employer, peuvent irriter la peau, l'enflammer et occasionner des indispositions graves, le sclérème par exemple.

Une fois l'enfant vêtu, on se hâte de le placer dans son berceau aussi chaudement que possible, et on le laisse reposer plusieurs heures avant de lui présenter le sein ; afin de laisser le temps à sa température propre de bien se développer et de se mettre en équilibre avec la température ambiante.

Nous recommandons spécialement de ne jamais, sous aucun prétexte, coucher l'enfant dans le lit de sa mère.

Rien ne saurait lui nuire davantage et on a vu souvent des accidents graves, même la mort de l'enfant, en être la conséquence.

Les émanations produites par les lochies ou suites de couches, quelques soins de propreté que l'on ait, la transpiration même de la mère, corrompent toujours l'air que l'enfant respire. Or, nous connaissons toute l'importance de la pureté et du renouvellement de l'air pour le nouveau-né, et les dangers qu'un air impur et stagnant fait courir à son organisme.

En outre, la présence de l'enfant à ses côtés incommode la mère ; elle n'ose bouger de peur de le réveiller, et se prive d'un sommeil suffisamment réparateur et nécessaire, auquel elle redoute de se livrer, dans la crainte où elle est d'écraser ou d'étouffer son enfant en dormant.

Enfin, coucher l'enfant près de sa mère, c'est lui créer volontairement des sensations mauvaises qui occasionnent des cris sans fin, lorsque plus tard on veut le placer seul dans son berceau.

A défaut de berceau, on lui fait un lit sur un fauteuil ou mieux sur deux chaises.

DE L'ALLAITEMENT

A quelle époque, l'accouchement terminé, doit-on présenter le sein à l'enfant ?

Les auteurs ne sont pas d'accord sur ce point. Les uns veulent que l'on attende vingt-quatre, trente-six et même quarante-huit heures. D'autres veulent que la fièvre de lait soit passée, et pendant tout ce temps se contenter de donner un peu d'eau sucrée tiède avec quelques gouttes d'eau de fleur d'oranger.

Pour nous, c'est une faute grave, qui peut amener la mort par inanition. Nous avons déjà signalé ce danger à propos des nourrices. Chez l'enfant, la vie est très-active et le développement rapide, il consomme énormément : il importe donc de le mettre, le plus rapidement possible, à même de satisfaire à cette consommation. La nature nous indique elle-même le moment opportun. Les petits des animaux s'attachent aux mamelles de leur mère, presque aussitôt qu'ils sont nés. Sitôt sa naissance, l'enfant ne cherche-t-il pas à saisir tous les objets à portée de sa bouche et à les teter ? Peu d'heures après l'accouchement, quelquefois même avant, la mère ne sent-elle pas une sensation particulière vers les seins, qui lui fait dire qu'elle sent le lait monter ? Nous connaissons, en outre, les caractères particuliers du premier lait ou *colostrum*, dont les propriétés légèrement acides excitent les mouvements des intestins, provoquent la sortie du *méconium* et préviennent les coliques, que son séjour peut occasionner ; ces propriétés, le colostrum ne les possède que les deux ou trois premiers jours et il les perd sitôt que la fièvre de lait commence. Si nous ajoutons les avantages que procure une succion commencée de bonne heure, et souvent renouvelée, alors que les seins sont encore mous, nous trouvons qu'elle rend la formation des mamelons, ou bouts de sein, plus facile pour l'enfant et moins douloureuse pour la mère. En titillant, excitant les glandes mammaires, elle rend la sécrétion du lait plus prompte et plus active; elle prévient l'engorgement des seins, et par suite les accidents qui peuvent en dépendre, tels qu'abcès ou gerçures. Enfin une succion faite de bonne heure prévient la fièvre de lait, ou la rend moins forte, et permet d'éviter ses suites fâcheuses.

Tout nous indique donc que c'est après un repos de quelques heures, déterminé par l'état de veille ou les cris de l'enfant, qu'il faut lui présenter le sein, que la sécrétion du lait soit ou non commencée. Dans ce dernier cas, après un essai de quelques instants, on retire le sein à l'enfant, et on lui fait prendre un peu d'eau tiède, légèrement sucrée et aromatisée avec de l'eau de fleur d'oranger.

Ayez soin, dès le premier jour, de présenter alternativement l'un et l'autre sein, afin d'éviter que le lait, accumulé dans l'un d'eux, ne le rende dur et gonflé outre mesure; parce qu'alors la succion y deviendrait difficile pour l'enfant, qui sou-

vent se rebute et refuse de le prendre ; douloureuse pour la mère ; et occasionne des gerçures ou
des crevasses profondes, qui peuvent entraîner la
chute du mamelon.

De même, si, ce qui est assez fréquent dans les
premiers jours de la lactation, il survient de petites excoriations autour d'un des mamelons, gardez-vous bien de suspendre l'allaitement de ce
côté, quelle que soit la douleur que la succion vous
fasse éprouver, cette suspension peut occasionner
des abcès très-douloureux. Armez-vous de cou-
rage et persévérez, en ayant soin d'essuyer avec un
linge fin le bout du sein endolori, après chaque
repas de l'enfant. En général ces gerçures ne du-
rent que quelques jours tout au plus.

Ce premier repas de l'enfant terminé, vous dé-
faites son maillot, vous examinez si les couches
sont salies, afin de les remplacer par de nouvelles
bien sèches et chaudes. Un moyen très-simple
d'en avoir toujours à sa disposition, dans ces conditions, c'est d'en placer plusieurs à l'avance sous
l'oreiller ou le matelas de la mère. Ceci fait,
vous replacez l'enfant dans son berceau et le laissez dormir. Rappelez-vous que le sommeil, ou
tout au moins le repos absolu, est indispensable
à la nutrition pendant les premières semaines

qui suivent la naissance; et que l'enfant n'est venu en quelque sorte au monde que pour respirer, manger et dormir!

Pendant les quatre ou cinq premiers jours, jusqu'à ce que la fièvre de lait soit passée, l'enfant doit prendre le sein toutes les heures, au moins toutes les deux heures, le premier lait ou *colostrum* ne faisant pas de séjour dans les organes digestifs. Une fois ce temps passé, la lactation se régularise et le lait contient plus d'éléments nutritifs. Alors vous mettez un plus grand intervalle entre les repas, trois ou quatre heures, temps nécessaire à l'accomplissement de la digestion et indiqué par nos expériences sur les jeunes animaux. En outre la physiologie nous enseigne qu'il est au moins imprudent d'introduire de nouveaux aliments dans l'estomac, avant que celui-ci ne soit entièrement débarrassé de ceux qu'il renferme. Bien que l'accumulation du lait dans l'estomac de l'enfant occasionne rarement des accidents fâcheux, car le plus souvent, dans ce cas, l'organe s'en débarrasse sans effort, sans vomissement, mais par simple régurgitation; néanmoins, en troublant une digestion déjà commencée, elle peut déterminer des coliques qui empêchent l'enfant de dormir et le font crier. Elle a encore l'inconvénient de distendre le viscère, d'augmenter sa capacité et de rendre l'enfant insatiable, sans profit pour son développement, puisqu'il est démontré que ce n'est pas la quantité d'aliments qui nourrit, mais bien la qualité et surtout une bonne digestion. Enfin, cette distension de l'estomac rend l'action de ses membranes sur les substances alimentaires moins énergique et l'empêche de se débarrasser entièrement de celles qu'il contient; il peut en résulter que la portion de caséum, restant après l'absorption des parties liquides du lait, s'accumule, se durcisse, et détermine des vomissements fréquents et des convulsions souvent mortelles. Nous en avons observé un exemple chez un jeune enfant de dix mois; le caséum qu'il rejetait ainsi par les vomissements, avait l'aspect bien caractérisé du fromage de brie.

C'est donc environ huit ou neuf fois dans les vingt-quatre heures, que vous devez donner le sein à l'enfant dans les premiers jours. Puis la fièvre de lait passée, vous diminuez peu à peu le nombre des repas, en commençant par ceux de la nuit, qui doivent être rapidement réduits à un seul. Pendant le jour, il suffira de cinq à six repas pendant les six premières semaines.

Une règle importante à suivre, c'est de ne jamais réveiller votre nourrisson pour le faire manger, non dans la crainte de lui donner des habitudes, l'enfant ne saurait avoir des habitudes, à cet âge sa vie est trop active, chaque jour de nouvelles sensations arrivent à son cerveau et lui font oublier les sensations de la veille; mais vous ne devez pas le faire uniquement pour respecter son sommeil, si nécessaire à son développement.

Évitez aussi de laisser votre nourrisson s'endormir au sein; car, si vous vous endormez près de lui, il peut continuer la succion pendant le sommeil, et, par là, vous épuiser. En outre, il arrive quelquefois de grands malheurs : l'enfant étouffé par sa mère endormie! Pour obvier à ces accidents, il faut que la mère ne donne jamais le sein étant couchée; c'est assise sur son lit qu'elle doit le faire. Dans cette position, elle risque moins de s'endormir et peut mieux surveiller l'enfant.

Arrivé à l'âge de six ou sept mois, l'enfant ne doit plus manger la nuit; il doit la passer entière à dormir. S'il s'éveille et crie, donnez-lui un peu de lait à boire. Dans la journée, ses repas seront plus longs, par conséquent plus copieux et plus éloignés les uns des autres; et, si vous pensez qu'ils ne sont pas suffisants, vous pouvez, dans les intervalles, lui donner un peu de lait, mais rien que du lait, et vous continuez ainsi jusqu'à l'époque du sevrage.

DE L'EXERCICE

Nous entendons par exercice les mouvements exécutés par les membres et les muscles du corps. Chez le nouveau-né, ces organes sont tellement faibles, qu'il faut veiller sans cesse à ce que le peu de mouvements qu'il fait, n'occasionnent pas d'accidents, tels que déviation, luxation ou fracture. De là, la nécessité absolue du maillot, au moins pendant les six premiers mois qui suivent la naissance; non-seulement il sert à conserver la température du corps, mais encore il maintient les mouvements des muscles dans de justes limites, et empêche ainsi les pertes que ces mouvements, trop étendus ou trop répétés, feraient éprouver à l'organisme.

A mesure que le corps se développe, les muscles prennent plus de force et le besoin de mouvements se fait de plus en plus sentir. Aussi, vers la fin du deuxième mois, faut-il, pendant chaque repas de l'enfant, desserrer le maillot, afin qu'il puisse agiter ses petits membres, les étendre et les fléchir à sa guise.

Vers l'âge de six mois, le sommeil devient moins fréquent et le besoin de mouvement est plus impérieux. L'enfant ne doit plus être emmaillotté que la nuit; pendant le jour, il suffit de lui placer autour des reins un lange ployé en mouchoir et d'en relever les pointes entre les cuisses. Vous lui laissez ainsi toute la liberté de ses mouvements; placé dans son berceau, la tête un peu relevée, les rideaux tout ouverts, il s'agite et se remue à son aise. Toutefois vous ne devez procéder qu'avec précaution et consulter surtout l'état de santé de votre enfant et l'état de développement de ses organes. Si l'enfant est fort et bien portant, vous pouvez commencer plus tôt; si sa constitution est faible, son développement tardif, vous avez tout à gagner à prolonger l'usage du maillot.

C'est également vers cette époque que vous pouvez sortir l'enfant. Il est très-imprudent de le faire plus tôt, et cependant rien n'est plus difficile à obtenir des mères et des nourrices. Elles ont la manie de sortir leur nourrisson à toute heure, et de le porter partout où il leur plaît d'aller : toujours sous prétexte de lui faire prendre le grand air, et, en réalité, sou-

vent pour satisfaire leur amour-propre de mère et
montrer leur enfant à tout le monde; quelquefois pour avoir l'occasion de flâner, ou afin
de ne pas se priver d'un plaisir, d'un spectacle, etc. Et cependant rien n'est plus funeste
à l'enfant; d'abord cela trouble son sommeil et
dérange sa digestion; ensuite cela l'expose à contracter des maladies très-graves. Combien n'en
voit-on pas succomber au croup, contracté dans
une de ces sorties intempestives !

Lorsque vous voulez sortir votre enfant, il faut
le faire dans le moment où il est éveillé, et borner
la promenade sitôt que le sommeil le prend.
L'été, vous choisissez l'heure où la température
est moins élevée; dans les autres saisons, c'est
l'heure où elle est moins froide; jamais le matin et
encore moins le soir. Pendant la promenade, vous
aurez soin de le tenir couché sur vos bras, dans une
position presque horizontale. A cet âge, les os et
les cartilages qui composent la colonne vertébrale sont encore mous et peuvent facilement se
laisser déprimer par le poids du corps, qui se porte
tout entier sur le bassin. De là, des déviations plus
ou moins graves. Nous recommandons aussi spécialement de ne jamais porter les enfants à nu sur
les bras, et d'éviter tout frottement sur les parties

7.

sexuelles : cela peut avoir des conséquencs fâcheuses pour sa santé et même compromettre sa vie, en faisant naître des sensations qui le conduisent souvent à contracter de mauvaises habitudes.

Votre enfant a atteint l'âge de six mois : vous ne devez plus le porter sur les bras, ni sur vos genoux, que le temps nécessaire pour lui donner le sein et le nettoyer; encore moins devez-vous le laisser dans son berceau pour dormir. C'est à terre, sur un tapis ou un paillasson, que vous devez le placer, couché sur le dos. Le temps est venu où ses organes, suffisamment développés, demandent à agir : il a moins de sommeil et, à mesure qu'il grandit, le besoin de mouvement et d'agitation devient plus pressant. Ne croyez pas que, lorsque vous avez promené votre enfant toute une journée sur vos bras, vous lui avez procuré un exercice salutaire. Loin de là, le peu d'exercice qu'il a pris lui a été plutôt nuisible qu'utile. Il a agité sa tête et ses bras; mais le corps, il l'a tassé sur lui-même, c'est sur le bassin qu'il l'a fait mouvoir, au risque de fléchir la colonne vertébrale. Mais ses jambes ? rien. Si, au contraire, vous le placez sur un corps plane et résistant, il y prend son point d'appui, et toutes les parties de son corps participent aux mouvements qu'il exécute ; jamais le bassin n'a à supporter le poids entier du corps, et tous les organes qui concourent aux mouvements, se développent simultanément.

Libre de tous ses membres, il s'exerce seul, et sans cesse, à satisfaire le besoin d'action qui le tourmente et que la nature lui donne. Comme ses efforts sont en raison de ses forces, jamais il ne fait rien qu'il ne puisse faire ; et comme ses efforts sont constants, il acquiert rapidement plus de vigueur, plus de sûreté dans ses mouvements. Veut-il saisir un objet éloigné, c'est d'abord en rampant, en se roulant sur lui-même qu'il va l'atteindre ; une fois l'objet en sa possession, il se dresse sur son séant pour jouer avec. Bientôt il se traînera sur ses petits membres vers un autre objet de sa convoitise, et il finira par se dresser debout, sur ses pieds, pour aller le chercher. En un mot, il deviendra plus fort, plus précoce que l'enfant que vous portez sans cesse et auquel vous vous efforcez d'apprendre à se mouvoir, à se tenir debout, à marcher, sans savoir s'il est capable de le faire, et au risque de le rendre difforme, en faisant ployer ses membres encore trop délicats pour supporter le poids du corps ; en faisant fléchir les uns sur les autres les os de sa colonne vertébrale, encore trop faibles pour résister aux tractions des muscles et aux mouvements que vous leur imposez. Et cela est tout simple, la nature ne fait rien par secousses; c'est toujours lentement et progressivement qu'elle opère. Voyez-vous des animaux contrefaits, bancals, bossus; leur mère ne les porte pas, elle ne leur impose ni bourrelet, ni lisière, ni charriot; aucune entrave ne les gêne. Libres de leurs mouvements, ils s'exercent, ils s'apprennent eux-mêmes, sans aide, sans soutien, suivant leur force. C'est d'abord un pas chancelant, mal assuré; ils trébuchent au moindre obstacle; puis leur marche devient plus ferme, plus rapide, ils courent. Sont-ils placés sur une hauteur, ils ne sautent pas, ils se laissent tomber; veulent-ils monter, ils grimpent. Bientôt ils sauteront pour en descendre, et c'est en sautant qu'ils y remontent. La jeune plante ne se transforme pas de suite en un arbre magnifique; d'abord elle est herbe, et il lui faut des années de transformations successives pour atteindre son entier développement. Il en est de même de l'homme : ce n'est que progressivement, après de longues années, que ses forces et son intelligence parviennent à le placer au rang suprême que Dieu lui a assigné parmi les êtres de la création.

DES BAINS

Si nous n'aimons pas laver les enfants à grande eau au moment de la naissance, pour les raisons que nous avons énoncées plus haut, nous n'en sommes pas moins partisan déclaré des bains. Autant nous les considérons comme intempestifs et nuisibles à cette époque, autant nous leur reconnaissons d'utilité et d'avantage, cinq à six jours après la naissance, lorsque la ligature du cordon est tombée et que l'ombilic est cicatrisé. Alors l'enfant a acquis, par la respiration, toute sa température propre, il n'y a plus à craindre de le refroidir et le bain devient d'une nécessité absolue. On place l'enfant dans un bain tiède et on exerce quelques légères frictions sur tout le corps, afin de nettoyer la peau et d'entretenir sa souplesse. La durée du bain doit être de dix à vingt minutes; il doit être répété tous les jours ou tous les deux jours au plus. Si l'enfant est fort, vous conservez le bain tiède à 20 ou 25 degrés centigrades; si, au contraire, il est faible, vous abaissez graduellement la température de l'eau, de manière à lui faire prendre un bain presque froid, dans leque vous faites dissoudre une demi-livre de sel gris. Nous disons un bain presque froid, car contrairement à l'dée de quelques philosophes qui, prenant exemple sur les scythes, conseillent de plonger les enfants dans l'eau froide, nous proscrivons les bains froids dans une baignoire, à cause des sensations pénibles qu'ils procurent aux enfants, et surtout à cause des réactions qu'ils produisent, réactions qu'il est impossible de limiter suivant tel ou tel individu, et que le médecin seul peut diriger, suivant le résultat qu'il se propose d'obtenir. Aussi n'est-ce que comme traitement que nous les accordons, et encore doivent-ils être de très-courte durée, cinq à dix minutes au plus.

Pour nous, le bain froid n'est vraiment salutaire que dans l'eau courante, alors que l'on peut y joindre l'exercice ; aussi le regardons-nous comme indispensable dans la seconde enfance.

L'usage fréquemment répété des bains présente de très-grands avantages, tant sous le rapport de la propreté, que comme élément d'éducation physique. En débarrassant la peau des corps étrangers qui s'y attachent et obstruent ses pores, ils lui donnent plus de force et d'activité pour exécuter les fonctions qu'elle doit remplir, et ils rendent les articulations plus souples. Enfin, c'est une précieuse ressource que l'on se ménage pour les cas où il devient urgent d'en administrer pendant le cours d'une maladie. Souvent, nous avons rencontré, chez de jeunes enfants malades qui avaient peur de l'eau, une répugnance insurmontable qu'il eût été dangereux de chercher à vaincre.

DES VÊTEMENTS

S'il est important de se hâter de vêtir l'enfant qui vient de naître, et de le soustraire le plus promptement possible au contact de l'air ambiant, afin de maintenir et la température qu'il tient de sa mère, et celle que la respiration fait naître en lui ; il est bon aussi, ce moment passé, et alors que sa température propre est bien établie, de l'habituer peu à peu à la température qui l'environne.

En parlant de l'exercice, nous avons dit qu'il était nécessaire de garder le maillot jusqu'à l'âge de cinq à six mois pendant le jour ; et seulement, la nuit, jusqu'à quinze mois au moins. A cette époque, la vie devient plus active, la respiration

est plus fréquente que celle de l'adulte (un cinquième en plus), la circulation est aussi plus rapide : d'où il résulte que l'enfant dégage plus de
calorique et qu'il a moins à craindre l'action du
froid.

Nous ne disons pas de l'exposer inconsidérément
au froid et à la pluie; mais ne pouvez-vous pas l'en
garantir sans pour cela le couvrir de manière à l'é-
touffer? quand l'enfant court seul, vers l'âge de
quinze à vingt mois, son activité, ses mouvements
concourent à augmenter son calorique. Aussi
peut-il impunément braver le froid et la pluie, dans
une certaine mesure bien entendu. Voyez les enfants des paysans et des pauvres, ils jouent dans
la neige à demi vêtus; à peine s'ils connaissent
les rhumes : chez eux, l'activité de la circulation
et de la respiration, jointe à l'exercice du corps,
détermine, vers la peau, une réaction prompte et
salutaire; aussi peut-on dire d'eux qu'ils n'ont pas
froid, mais qu'ils sont *rouges de froid.*

Votre enfant doit donc être relativement peu
vêtu en toute saison, et vous éviterez ainsi les inconvénients qui résultent d'un changement trop
brusque dans le vêtement, lors du passage d'un
air chaud à un air froid; et ceux de la chaleur
occasionnée par les vêtements, chaleur qui, portée

à l'excès, occasionne le séjour du sang dans les organes intérieurs, le poumon surtout, les engorge et peut déterminer des congestions souvent funestes, ou au moins des toux extrêmement fréquentes.

Une remarque à faire : c'est que les enfants bien portants ont toujours le visage et les mains non pas froids, mais d'une certaine fraîcheur ; vous ne devez donc pas vous en préoccuper. Chez eux, les mains ne sont chaudes que lorsqu'ils sont indisposés et qu'ils ont la fièvre.

DE LA DENTITION

En même temps que les forces et le moral se développent, les organes se développent aussi et se complètent. Vers l'âge de huit à neuf mois, époque assez variable du reste, rarement plus précoce, quelquefois plus tardive, les dents commencent à croître, à percer les gencives et à se montrer au dehors.

Ordinairement, elles sortent par groupes réguliers et dans l'ordre suivant :

1° Les deux incisives médianes inférieures ;

2° Les deux incisives médianes supérieures et les deux latérales ;

3° Les quatre premières molaires (mâchelières) et les incisives latérales inférieures ;

4° Les quatre canines ou œillères ;

5° Les quatre secondes molaires.

En tout vingt dents.

Souvent l'évolution des dents ne suit pas cette marche régulière. Chacun des trois premiers groupes peut devancer l'époque ordinaire de son apparition et remplacer l'un des groupes qui le précèdent. Mais, quel que soit l'ordre dans lequel s'effectue ce travail, rarement la sortie de plusieurs groupes se fait à la fois. Entre l'évolution complète d'un groupe et le moment où un autre commence à sortir, il y a toujours un intervalle plus ou moins long : six semaines, deux, trois et quelquefois même quatre mois. Pendant ce temps d'arrêt, tout paraît rentrer dans l'état normal ; il semble que l'économie ait besoin de se remettre de l'ébranlement que lui a causé ce travail et de reprendre de nouvelles forces avant d'accomplir celui qui va suivre.

Quoi qu'il en soit, la dentition est une époque difficile à passer, non pas qu'elle soit dangereuse, comme on est trop porté à le croire, car en général la santé de l'enfant en souffre peu ; de la fièvre, du malaise, quelques crises douloureuses plus ou moins vives, de la toux quelquefois assez intense, de la diarrhée ; tels sont les phénomènes morbides qui accompagnent le plus ordinairement le travail de la dentition et qui rendent les enfants tristes, ennuyés, grognons et moins actifs. Quelquefois ces phénomènes réagissent sur l'économie tout entière ; la force organisatrice paraît s'arrêter dans son mouvement d'ensemble, pour se concentrer sur le travail dentaire ; l'enfant devient pâle, mou, il maigrit d'une manière sensible, il fond, dit la mère. Mais, encore une fois, tous ces accidents ne présentent pas de gravité réelle, et le médecin peut toujours les diriger, s'en rendre maître et y apporter quelque soulagement.

Ce qui rend ce moment difficile à passer, c'est votre sollicitude, vos craintes sans fondement sérieux, qui font que vous vous relâchez de votre fermeté ordinaire. Vous vous exagérez les souffrances de votre enfant ; vous le plaignez outre mesure ; vous lui supposez des désirs, des caprices qu'il n'a pas. Vous ne savez qu'inventer pour le distraire, le rendre joyeux ; vous redoublez de soins, de cajoleries ; vous connaissez votre impuissance à le soulager, cela augmente votre faiblesse pour le petit souffreteux, qui ne quitte plus vos bras.

Soyez plus courageuse; consultez votre médecin; et, rassurée sur la santé générale de votre enfant, montrez plus de fermeté.

Cet état de souffrance ne doit durer que peu de jours, et ce court intervalle suffit pour vous faire perdre tout l'ascendant que vous avez su prendre sur son esprit, et changer son moral. Vous le plaignez, il exagère sa douleur, pour augmenter vos caresses; vous cédez à ses fantaisies, il en aura de nouvelles à chaque instant. Il voit l'empire qu'il prend sur vous, et il en abuse. De doux et obéissant qu'il était, il devient méchant, volontaire et capricieux; et cela d'autant mieux, que maintenant il comprend vos paroles et commence à connaître toute la valeur des expressions qu'il emploie. Nous ne conseillons pas ici de faire montre d'un stoïcisme que nous savons ne pouvoir exister dans le cœur d'une mère. Ce que nous demandons, c'est de commander à votre cœur. Caressez votre enfant, mais sans affectation, sans empressement. Tout en veillant sur sa santé, surtout en empêchant la diarrhée de devenir nuisible par excès, faites-lui comprendre que vous ne pouvez

rien à son mal ; habitué à vous croire, il le sup-
portera avec patience, et dans les moments de
calme que lui laisse la douleur, il sera ce qu'il
était avant.

DU SEVRAGE

A quelle époque ou plutôt à quel âge doit-on
sevrer les enfants, c'est-à-dire, leur donner des
aliments autres que le lait ? Question importante,
capitale ! Combien d'enfants meurent victimes
d'un sevrage mal dirigé !

Le lait, avons-nous dit, est le seul aliment que
l'enfant puisse digérer, le seul qui convienne à la
faiblesse de ses organes, le seul enfin qu'il dût
prendre, jusqu'à ce que ses organes, entièrement
complétés et développés, soient en état d'exécuter
le travail laborieux qu'exige, de leur part, la
nourriture de l'homme.

Aussi, est-ce avec les plus grandes précautions
qu'il convient de procéder à ce changement dans
l'alimentation ; et, dans tous les cas, vous ne devez le faire que lentement, peu à peu, d'une manière insensible en quelque sorte. N'oubliez pas
que le lait lui-même, cet aliment par excellence,
peut déterminer des accidents graves, si on le

fait prendre dans des proportions exagérées, ou dans des conditions mauvaises.

Un signe certain que vous pouvez **commencer** le sevrage, c'est l'évolution complète des quatre premiers groupes des dents, c'est-à-dire, l'âge de dix-huit à vingt mois. « Le thermomètre de l'alimentation, disait M. Trousseau, c'est la dentition parfaite. » Aussi le savant professeur de l'Hôtel-Dieu ne voulait-il que l'on substituât l'alimentation de l'homme au lait, que vers la fin de la deuxième année. C'était aussi l'opinion de Nathalis Guillot.

Tout en admettant, pour notre compte, cette manière de voir, nous n'ignorons pas combien il serait difficile d'obtenir un délai si long. Aussi pensons-nous, que, lorsque l'enfant possède ses seize premières dents, qu'il est fort et vigoureux, on peut commencer sans danger à ajouter au lait quelques-unes des substances qui concourent à la nourriture de l'homme.

Si des raisons pressantes de santé pour la mère, si des considérations de fortune ou de situation, exigent que l'enfant soit sevré de bonne heure, consultez l'état de santé, de vigueur du nourrisson ; l'état de développement de ses dents, et attendez toujours au moins, disons-nous, que l'évolution des seize premières soit complète. Avant cette époque, il est toujours dangereux de cesser l'usage du lait, même d'y ajouter quelque autre substance, et nous préférons, à défaut du lait maternel. donner du lait de vache, c'est-à-dire élever l'enfant au biberon.

En aucun cas, et sous aucun prétexte, vous ne devez cesser subitement l'usage du lait ; agir autrement, c'est vouloir tout perdre et risquer la vie de l'enfant.

C'est donc vers l'âge de seize à dix-huit mois, dans un cas de nécessité absolue, que nous commençons à ajouter, au lait de la mère, quelque autre substance, en ayant soin de la choisir parmi celles dont la composition chimique se rapproche le plus de celle du lait, et dont la digestibilité est la plus grande. C'est d'abord du lait de vache ou de chèvre, pur, dans lequel on fait cuire de la fécule de pomme de terre, du tapioca, ou des croûtes de pain bien cuit.

Nous interdisons absolument l'usage des farines de blé, de maïs, de blé noir, etc., qui. à l'état de farine, même étendues d'eau et de lait, sont par elles-mêmes indigestes, et demandent de la part des organes digestifs un travail assez long pour devenir assimilables. Loin d'augmenter les propriétés nutritives du lait et de donner de la force aux organes, elles troublent la digestion, détruisent l'harmonie de la nutrition, irritent les intestins et peuvent occasionner de la diarrhée et même des convulsions. Nous en avons fréquemment vu des exemples.

Vers l'âge de dix-huit à vingt mois, vous ajoutez des bouillons de viande, que vous alternez avec le lait, pour la confection des potages, en ayant soin de varier autant que possible l'aliment que vous y ajoutez. Rappelez-vous ce que nous avons dit de la destination spéciale de chacun des éléments nutritifs dans l'organisme, de l'influence de chacun d'eux sur la constitution de l'individu, et des inconvénients pour l'économie, de l'usage exclusif de l'un d'eux.

Lorsque vous commencez à ajouter quelque aliment au lait, vous avez soin de diminuer d'autant les repas pris au sein ; de donner cette nouvelle nourriture à des intervalles très-éloignés l'un de l'autre, et de faire prendre à l'enfant un peu d'eau légèrement sucrée. A mesure que le nombre des dents augmente, vous diminuez de plus en plus le nombre des repas au sein, que vous remplacez par la nouvelle alimentation, de manière que, lorsque le dernier groupe

de dents a paru , vous cessez l'allaitement et
commencez à habituer votre nourrisson aux légumes et à la viande, en un mot, à vivre de la
vie commune. En ayant soin, toutefois, de choisir parmi les aliments ceux qui sont d'une digestion facile et qui s'assimilent le mieux.

Nous plaçons ici une recommandation extrêmement importante, et qui doit fixer toute votre
attention. Les dents, avons-nous dit, sortent par
groupes, et entre l'évolution complète d'un
groupe et le moment où l'évolution d'un autre
groupe commence, il y a un intervalle plus ou
moins long. C'est cet intervalle que vous devez
choisir pour sevrer votre enfant. En aucun cas,
vous ne devez le faire au moment où le travail de
la dentition commence; ce serait exposer sa vie;
attendez que toutes les dents qui composent le
groupe soient sorties, et que les accidents occasionnés par ce travail soient calmés. De même, devez-vous suspendre toute alimentation autre que le
lait, en un mot, suspendre le sevrage, au moindre
signe qui annonce la sortie d'un nouveau groupe,
l'enfant ne devant prendre que du lait pendant
toute la durée de ce travail, afin d'éviter d'augmenter la fatigue que le tube digestif éprouve toujours pendant la dentition.

Ce n'est donc que par gradation que vous devez habituer l'estomac à recevoir des aliments, qui exigent quelque effort de lui pour devenir assimilables. En agissant ainsi, vous le préparez doucement à une nourriture plus forte, et vous avez suivi la loi de la nature, qui veut que tout se fasse par douces transitions.

En même temps, vous évitez à la mère, tous les inconvénients de l'accumulation du lait dans les seins, tels que gonflements douloureux et abcès ; en cessant peu à peu de fonctionner, l'organe sécréteur produit de moins en moins, en sorte qu'au moment voulu, la sécrétion du lait cesse complétement, sans que la mère s'en aperçoive.

Tandis que, si vous sevrez votre enfant d'une manière brusque et sans ménagement, vous privez tout à coup l'estomac d'une nourriture qui lui est encore nécessaire, pour la remplacer par une autre qui le fatigue, l'irrite et peut y provoquer une inflammation plus ou moins vive qui menace sinon sa vie, du moins sa santé. Aussi, blâmons-nous l'habitude de quelques nourrices, qui se séparent brusquement de l'enfant qu'elles veulent sevrer et le confient à une voisine, dans l'espoir d'arriver plus promptement à leur but. C'est un tort grave, car par ce moyen non-seulement elles exposent la vie de l'enfant, le privent des soins auxquels il est habitué, et de son meilleur interprète pour ceux dont il peut avoir besoin; mais encore elles risquent leur propre santé. Ceci s'applique également aux mères qui, pour dégoûter l'enfant du sein, mettent sur leurs mamelons des substances amères ou irritantes. Agir ainsi, répétons-nous, c'est vouloir compromettre et la santé de l'enfant et celle de la mère.

Maintenant, nous le demandons, est-il difficile, pénible d'élever un enfant? Son éducation exige-t-elle tous vos soins, tous vos instants ? Faut-il quitter vos occupations habituelles pour ne vous occuper que de lui ?

Si nous avons été assez heureux pour nous faire comprendre, la réponse est facile. Non, élever un enfant est la chose la plus simple, la plus naturelle que l'on puisse voir. Les soins et les privations légères que cette éducation vous impose, sont largement compensés par les joies, les bonheurs qu'elle vous procure. A chaque instant elle vous en prépare de nouveaux; elle vous évite des ennuis, des inquiétudes sans cesse renouvelées . des dérangements coûteux , des tracas sans nombre ; accompagnement obligé , inévitable de l'exil auquel vous avez condamné votre enfant, en l'envoyant en nourrice. Et, considération qui a sa valeur dans bien des cas, il en coûte moins d'argent pour élever son enfant soi-même, que pour le faire élever loin de la maison.

Il est impossible, dit-on sans cesse, de travailler, de s'occuper d'un commerce, d'une maison. Erreur !

Les femmes des ouvriers ? Les pauvres mères qui attendent après le travail de chaque jour pour avoir du pain ? Les femmes de la campagne ? Aucune n'interrompt son travail, et cependant elles élèvent leurs enfants et tous viennent bien. Les nourrices, que vous payez fort cher pour un résultat incertain, continuent-elles aussi, de vaquer à leurs travaux habituels ? Les bonnes nourrices emmènent leur nourrisson avec elles, le déposent sur l'herbe à l'ombre , et il ne s'en porte que mieux ; les mauvaises, et malheureusement c'est le plus grand nombre, gorgent de nourriture l'élève que vous leur avez confié, et le laissent crier et pourrir dans ses ordures , tout le temps qu'elles passent dehors ; seulement, si elles ont encore leur enfant à elles, c'est lui qu'elles emmènent, aussi celui-là est-il frais et rose,

c'est l'échantillon qui vous a décidé à donner le
vôtre.

Vous le voyez, non-seulement le travail est possible, mais encore il est nécessaire. En stimulant
les organes, il maintient l'équilibre entre les
pertes et les réparations de l'économie, et active
les sécrétions qu'il rend meilleures, celle du lait
comme les autres. Il est donc bon qu'une nourrice travaille.

Quant aux soins que vous devez à votre enfant:
de l'air, des soins de propreté, du lait et du
repos pendant les premiers mois; de l'air, des
soins de propreté, du lait et de l'exercice jusqu'à
ce que sa dentition soit achevée; c'est tout ce que
demande son éducation physique.

Vous pouvez donc faire cette éducation, quelle
que soit votre position. Dans les premiers mois
qui suivent la naissance, vous avez à vous déranger toutes les trois heures, et une demi-heure
au plus, afin de donner le sein à votre enfant
et de le nettoyer. Le reste du temps, vous le
laissez dans son berceau. Vers le quatrième mois,
ce n'est plus que toutes les quatre heures que
vous avez à vous déranger, et votre enfant, ras-
sasié et nettoyé, vous le placez ou sur son berceau, ou mieux à terre, sur un tapis, sous la sur-

8.

veillance d'une bonne, qui peut au besoin le pro-
mener. Nous connaissons entre autres une enfant
élevée ainsi, sa mère s'occupant d'un commerce
de détail très-achalandé. Cette enfant est devenue
une grande et forte fille. Et puis, êtes-vous sûre
de ne pas être dérangée, en envoyant votre enfant
au loin ? Mais, à la moindre alerte, vous quitterez
tout pour courir près de lui ; souvent même le
besoin de le voir suffira pour vous faire laisser vos
occupations.

Enfin, en gardant près de vous votre enfant,
vous surveillez et dirigez vous-même son éducation morale, qui consiste simplement : à ne point
lui donner vos caprices, vos fantaisies, vos passions ; à ne point créer des sensations nuisibles à
son développement ; à laisser ces sensations naître d'elles-mêmes, à mesure que les sens et le
cerveau se développeront ; à veiller à ce qu'elles
soient aussi agréables que possible ; à les diriger ;
à lui apprendre à en former des idées nettes et
précises, et à discerner entre ce qui est bien et ce
qui est mal. En un mot, à ne point voir, dans
votre nouveau-né, l'homme qu'il doit être un
jour, mais un être faible, sans idées, sans sentiments ; et à lui accorder le temps nécessaire
pour acquérir tout le développement que ses or-

ganes comportent, avant de devenir un homme,
et de pouvoir accomplir les destinées que Dieu
lui accorde.

Certes, pendant ce temps, vous lui devez des
soins, de l'attention, de la patience ; il vous faudra
vous priver un peu dans vos plaisirs, dans vos
sorties ; et encore ces privations ne sont-elles pas
absolues ; rien ne vous empêche, votre enfant
ayant l'estomac plein de lait et étant nettoyé, de
vous absenter, trois ou quatre heures, pour aller
au spectacle ou voir vos parents, si vous le voulez ; c'est, du reste, ce que nous conseillons toujours. Et que de joies, de bonheur vous récom-
penseront ! Chaque jour, vous le voyez grandir ;
chaque jour, vous voyez un nouveau progrès,
vous éprouvez une nouvelle surprise. C'est vous
qui avez sa première caresse, c'est à vous qu'il
adresse son premier sourire ; habitué à ne voir et
à ne penser que par vous, c'est sur vous qu'il
concentre toutes ses affections ; et à mesure que
son organisme se complète, que son intelligence se
développe, vous voyez grandir son amour pour
vous !

Cette joie, ce bonheur, vous n'êtes pas seule à
les éprouver. On l'a déjà dit, le véritable lien entre
les époux, c'est l'enfant élevé par la mère. Il est

toute la joie du foyer. Le père, quelquefois mécontent au début, s'habitue peu à peu à sa présence ; bientôt il prend plaisir à ses ébats ; témoin de vos peines, de vos fatigues, il veut les partager et chaque jour son affection pour vous semble augmenter en même temps que son attachement pour l'objet de votre sollicitude. Son plaisir est d'être à la maison entre sa femme et son enfant, il le prouve par mille attentions délicates, et leur consacre tout le temps qu'il peut dérober aux affaires. Tous deux, vous n'avez plus qu'une idée, un but : l'éducation, l'instruction, la position future de votre enfant, c'est là l'objet constant de vos conversations. Toutes vos espérances, vos rêves d'avenir, c'est à lui que vous les rapportez. L'intimité devient plus grande entre vous, les rapports sont plus agréables, la confiance plus entière, la vie de famille est facile, et le bonheur domestique assuré.

En est-il ainsi, lorsqu'après deux ans de séparation, l'enfant, qui ne vous connaît pas, que vous avez à peine entrevu, rentre à la maison plus ou moins bien portant, volontaire, capricieux et souvent très-mal élevé ?

Combien vous faudra-t-il de temps pour l'acclimater, l'habituer à vous et lui faire oublier sa nourrice? Que de soins, de soucis pour réparer, autant que faire se peut, les désordres occasionnés à sa constitution, par une mauvaise éducation physique.

Et c'est encore pire pour son éducation morale, faite par des gens ignorants et souvent grossiers ; que de peines pour lui désapprendre de vilains mots, et refaire son caractère ! Tout est à recommencer, et il vous faut souvent perdre plus de temps, dépenser plus de soins et d'attention, que si vous aviez élevé vous-même votre enfant.

XII

DE LA NÉCESSITÉ DE L'ALLAITEMENT

POUR LA MÈRE

S'il est vrai, comme nous pensons l'avoir démontré, que pour l'enfant le lait de sa mère est
la meilleure nourriture, la seule qu'il dût prendre et que ses faibles organes puissent digérer; il
est non moins vrai que, pour la mère, le parti le
plus sage, le seul qu'elle dût suivre, c'est de
nourrir l'enfant qu'elle a conçu. La nature l'exige,
sa santé, sa vie même en dépendent; la vie de
famille, le bonheur domestique y sont intéressés,
la morale le commande.

Quand pour satisfaire à des exigences de famille
ou d'intérêts, et le plus souvent de plaisir et de
tranquillité, la mère s'exagère les difficultés et les
embarras que pourrait lui occasionner l'accomplissement de ses devoirs les plus saints; quand elle
consent à abdiquer, en faveur d'une étrangère, la

plus belle, la plus douce prérogative que Dieu
ait donnée à la femme, celle de nourrir et d'élever
l'enfant qu'il lui a confié; non-seulement elle
multiplie volontairement les chances de mort
pour son enfant, et se prive des joies bien douces
de la maternité; mais encore elle s'expose souvent elle-même à de grands dangers, et presque
toujours à des accidents graves; d'autant plus graves que quelques-uns ne se révèlent que longtemps
après les couches, deux, quatre, six ans et même
davantage, alors que leur cause première est tout
à fait oubliée. Et ces accidents n'en sont pas
moins presque inévitables, malgré les soins, la
prudence et le savoir des personnes qui l'ont as-
sistée lors de l'accouchement.

Parmi les dangers auxquels les femmes s'exposent en ne nourrissant pas, les uns se produisent
de suite après les couches : c'est vers les seins, la
fièvre de lait, qui, nulle ou presque nulle chez la
femme nourrice, peut, dans le cas contraire, devenir très-grave et occasionner des accidents céré-
braux souvent funestes, quelquefois même l'alié-
nation mentale. En outre, elle est presque toujours
accompagnée de gonflements très-douloureux des
seins, qui peuvent acquérir un volume énorme,
ou dégénérer en engorgement, par suite du séjour

prolongé du lait qui, ne trouvant pas d'issue pour s'écouler au dehors, ou dont l'écoulement n'est pas en rapport avec la sécrétion, s'y accumule, irrite la glande, l'enflamme, et cause des abcès nombreux qui nécessitent des opérations douloureuses.

Enfin ces abcès peuvent laisser après eux des noyaux indurés qui, cachés au milieu de la glande mammaire, peuvent dégénérer plus tard en cancer, et envahir tout le sein.

Du côté des organes de la génération, les accidents surviennent quelquefois, peu de temps après l'accouchement. Ce sont : l'inflammation de l'utérus ou de ses annexes, inflammation qui peut amener une métro-péritonite souvent mortelle, toujours dangereuse; les pertes en blanc; l'engorgement de l'organe, son inertie, et parfois une stérilité temporaire.

D'autres ne se montrent que longtemps après; tels sont l'engorgement chronique de l'utérus, son déplacement, le catarrhe utérin, les ulcères et même le cancer, lorsqu'il y a prédisposition.

Et croyez-le bien, ce n'est pas là un tableau fait exprès pour le besoin de la cause ; ce n'est pas une hyppothèse créée à plaisir ; malheureusement non, ces faits ne sont que trop réels et que trop constants. A defaut d'autre mérite, nous réclamons hautement celui de n'avoir écrit ces lignes que sous l'inspiration d'une conviction sincère, acquise par une observation longue et attentive des faits qui se sont présentés à nous. Nous n'avons certes pas la prétention de faire croire que tous les désordres dont nous parlons soient le fait seul du défaut d'allaitement; pas plus que nous n'avons voulu persuader que tout aliment autre que le lait, donné au nouveauné, était l'unique cause de la mortalité du premier âge. Nous n'ignorons pas combien les causes qui engendrent les maladies de l'utérus, sont complexes et nombreuses; mais ce que nous soutenons, c'est que parmi les principales, la plus fréquente sans contredit, chez les femmes qui ont eu un enfant et n'ont pas nourri, est celle que nous signalons.

Nous n'avons pas besoin, pour appuyer notre dire, de chercher des exemples chez les animaux. On le sait du reste, les femelles ne sont jamais malades des suites de la parturition, à moins que l'homme n'intervienne et ne trouble le travail de la nature, en leur enlevant prématurément leurs petits; alors en effet, on peut voir survenir des accidents graves. C'est autour de nous que nous trouverons des preuves suffisantes. Demandez à cette femme naguère si vive et si fraîche, maintenant pâle, triste, et que le moindre exercice fatigue ; elle a été mère, mais une étrangère a nourri son enfant! Voyez, dans nos hôpitaux, ces pauvres jeunes femmes qui y séjournent des mois, des années même. Elles ont des pertes en blanc, en rouge, des déviations de l'utérus, des engorgements, des ulcères, etc.; elles ont été mères aussi, mais pour une cause ou pour une autre, elles n'ont pas nourri, ou ne l'ont fait qu'imparfaitement.

Nous ne parlons pas de celles qui ont eu des fausses couches, accidentelles ou provoquées. Cependant ce serait un exemple bien concluant pour la thèse que nous soutenons ici. Tout le monde , en effet, sait qu'une fausse couche est souvent plus grave qu'un accouchement, même laborieux; cela ne tient-il pas à ce que, dans ce cas, le travail de la nature est brusquement interrompu ?

Passons à des preuves d'un autre ordre. Regardez, principalement dans les classes pauvres et dans les maisons hospitalières, ces femmes d'un âge avancé, soixante-dix à quatre-vingts ans. Elles sont gaies, alertes; jamais elles n'ont ressenti d'incommodité du côté de l'utérus, et malgré une vie de labeur et de fatigue, elles ignorent ce que c'est qu'un écoulement en blanc. Cependant elles ont eu des enfants, six, huit, douze et plus, mais trop mères ou trop pauvres, elles les ont tous nourris. Et les femmes des paysans? N'est-ce pas un fait reçu, que dans nos campagnes, les maladies dont nous parlons sont presque inconnues? Mais dans les campagnes les mères allaitent leurs enfants, souvent pendant un temps fort long, et, quelques-unes même nourrissent les enfants des autres. N'est-ce pas à la campagne que vous allez chercher vos nourrices ?

Maintenant si nous étudions ce qui se passe dans les organes de la mère pendant la grossesse et après l'accouchement, nous nous expliquerons parfaitement pourquoi il en est ainsi.

En effet, lors de la conception, l'œuf, arrivé dans l'organe où il doit se fixer et se développer, y appelle un flux de sang extraordinaire, et d'autant plus considérable, que non-seulement ce sang doit servir à nourrir et développer le fœtus que l'utérus renferme, mais encore à la nourriture et à l'accroissement de l'organe même. Ce flux de sang vers l'utérus n'est ni brusque, ni passager; il se fait lentement et pendant un long espace de temps, le fœtus demandant neuf mois pour se développer. Ainsi pendant la grossesse, le sang tend chaque jour à affluer en plus grande quantité vers l'utérus, et s'y accumule en quelque sorte, en dilatant tous les vaisseaux qui l'y apportent.

Or, lorsque l'accouchement a lieu, il continue encore à s'y rendre ; l'organe, énormément distendu, et ayant ses vaisseaux très-dilatés, ne revient qu'imparfaitement sur lui-même, ne se rétracte que lentement et ne peut se débarrasser entièrement du sang dont il est gorgé, quelque quantité que la femme en ait perdu pendant et après l'accouchement. Aussi reste-t-il toujours plus volumineux qu'avant la grossesse, lors même que les choses suivent leur marche naturelle et que la femme nourrit.

Un tel état de choses eût été un danger permanent pour la femme, si la Providence, toujours si prévoyante, n'y avait apporté une puissante diversion, en déterminant, au moment même de l'accouchement, l'entrée en fonctions d'organes jusqu'alors inertes. Nous voulons parler des glandes mammaires. C'est que dans l'œuvre admirable de la création, tout s'enchaîne, tout se lie d'une manière intime. Et pour ne parler que de l'homme, qui résume en | lui la perfection dans les êtres organisés ; de tous les rouages si compliqués qui le constituent, aucun n'est inutile ; tous sont solidaires, tous concourent au même but, le développement et la conservation de l'espèce. Aussi trouvons-nous encore ici une preuve de l'absolue nécessité de l'allaitement, pour l'enfant et pour la mère.

Ainsi, à peine l'utérus est-il débarrassé du produit de la conception, au moment même où le sang cesse de lui être nécessaire, soit pour la nourriture du fœtus, soit pour son propre développement, la mère éprouve dans tout son être une sensation nouvelle, une sorte de frémissement convergeant vers les seins, et qui y détermine du gonflement, de la chaleur et du prurit. Elle sent, dit-elle, *le lait monter*. C'est en effet, non le lait qui monte, mais le sang qui suspendant brusquement son cours vers l'utérus, afflue vers les seins. Ceux-ci, excités par sa présence, entrent immédiatement en fonction et lui font subir un travail particulier qui consiste à y puiser les principes constituants d'une substance toute spéciale, sans analogue, ni dans l'économie, ni dans la nature ; en un mot, à le changer en *lait*. Sous cette forme nouvelle, il devient apte à achever l'œuvre qu'il a commencée, c'est-à-dire à concourir pendant toute la durée de la première enfance, au développement et aux transformations des organes du fœtus devenu enfant.

On peut facilement comprendre ce qui se passe alors dans l'économie ; l'utérus ne recevant plus de sang et continuant à en perdre chaque jour, peut se vider complétement ; ses vaisseaux se ressèrent et il revient à son volume presque normal. En détournant le sang de l'utérus pour le diriger vers les seins, la nature opère ce qu'en médecine on appelle une dérivation. Dérivation bien plus puissante que celle que l'art peut produire, car elle se fait naturellement, sans secousse, d'une manière lente et continue ; et, en privant l'utérus d'un stimulus puissant, elle permet au travail inflammatoire causé par le fait même de l'accouchement, de s'éteindre de lui-même. Bien plus, le flux menstruel, chez la femme qui nourrit, ne reparaît ordinairement que vers le neuvième mois, circonstance favorable, qui ajoute encore à la force de la dérivation naturelle et rend son résultat, le retour de l'organe à son état normal, bien plus certain, puisque pendant neuf mois il cesse de recevoir du sang, par conséquent de fonctionner, et se repose entièrement. C'est ainsi que les choses se passent lorsque l'homme, obéissant aux lois de la nature, laisse la femme remplir ses devoirs et exercer une maternité complète.

Il n'en est plus de même lorsque dans la crainte d'avoir son sommeil interrompu, d'entendre des cris continuels et surtout d'être dérangé dans ses habitudes et dans ses plaisirs, le père exile de la maison le pauvre petit être que Dieu lui a donné.

Alors le sang, que la nature voulait diriger vers les seins, brusquement arrêté dans cette nouvelle voie, continue naturellement à se porter vers l'organe qu'il vient de quitter; et la dérivation ne pouvant se faire, on voit éclater les désordres que nous avons signalés plus haut. L'irritation causée à l'utérus par le travail de l'enfantement persiste et amène à sa suite la métrite, accompagnée d'écoulements blancs ou glaireux, plus ou moins abondants. Entretenu par les éléments nouveaux que le sang lui fournit sans cesse, l'engorgement de l'organe augmente, devient chronique et détermine des ulcérations du col, toujours longues et pénibles à guérir. La matrice restée volumineuse, tiraille les ligaments qui la maintiennent dans le bassin, se dévie ou se déplace; de là, la stérilité et des infirmités plus ou moins graves; enfin les menstrues, qui, dans ce cas. reprennent leur cours vers la sixième semaine, sous le nom de *retour des couches*, non-seulement entretiennent ces désordres, mais encore les rendent plus graves et plus difficiles à faire disparaître.

Bien d'autres causes, avons-nous dit, peuvent faire naître cet état de maladie ; mais il est toujours la conséquence inévitable du défaut d'allaitement. Souvent il ne se montre pas à la suite de l'accouchement, ce n'est que des mois, des années après qu'il apparaît. C'est là le danger. Si ces accidents se montraient de suite après les couches, comme la plupart de ceux qui surviennent au sein, peu de femmes, nous en sommes convaincus, consentiraient à en courir les risques. Mais tant que la femme est jeune ; tant que les organes ont de l'énergie, ils réagissent puissamment contre les affections qui s'y établissent, et tout au plus éprouve-t-on quelques incommodités, des écoulements blancs, peu abondants, quelque pesanteur dans le bas-ventre, et de la fatigue à la marche. Mais quand l'âge arrive, les organes affaiblis n'ont plus de force contre la maladie, qui alors s'établit d'une manière définitive, et les accidents apparaissent dans toute leur gravité. Ce sont des écoulements abondants, des douleurs, des élancements dans le bas-ventre; des pertes de sang plus ou moins fréquentes, plus ou moins considérables. Le moindre effort, la marche la plus modérée, occasionnent une fatigue extrême. La femme perd son embonpoint, sa fraîcheur et sa vivacité. Ses joues se creusent, son teint devient jaunâtre; elle languit, elle est triste, morose, un rien, un mot l'irrite et l'exaspère; son caractère s'aigrit et les rapports entre les époux deviennent difficiles; les devoirs, pénibles, douloureux, quelquefois impossibles et même dangereux à remplir. L'ennui se glisse dans l'intérieur de la famille, et le mari cherche au dehors les distractions qu'il ne trouve plus chez lui.... De là, plus d'épanchement, plus de confiance réciproque. La vie de famille est détruite, le bonheur domestique a disparu et la morale souffre.

A qui la faute? A l'accoucheur ou à la sage-femme qui vous ont blessée, lors de vos couches; que de fois avons-nous entendu les accuser de maladresse! Non, Madame, ce n'est ni l'accoucheur, ni la sage-femme, qu'il faut accuser, ne vous en déplaise. C'est vous, vous seule, qui vous êtes volontairement exposée à tous ces dangers, en refusant de remplir vos devoirs les plus sacrés, ceux pour lesquels Dieu a créé la femme.

9.

Mais, dit-on sans cesse, toutes les femmes ne peuvent accomplir ces devoirs, toutes ne peuvent allaiter ; la mère est trop faible, sa constitution s'y oppose. Puis, il existe des considérations de position, d'affaires ; des occupations sérieuses, de commerce, etc... En traitant de l'éducation physique et morale des nouveau-nés, nous avons déjà répondu à ces objections plus spécieuses que réelles, et que l'on pourrait, pour la plupart, traduire ainsi : Nourrir un enfant, grand Dieu ! Mais alors plus de sommeil, plus de tranquillité, plus de présentations, de soirées, de bals, de spectacles et mille autres chose sencore.

Erreur. Nous pensons l'avoir prouvé, on peut très-bien être mère et se divertir, voir ou recevoir ses amis, aller à ses affaires ou à ses plaisirs, pourvu que l'on veuille bien y mettre de la modération et y apporter une certaine mesure.

Il est encore une objection à laquelle nous tenons à répondre ici, parce qu'elle est une des causes indirectes les plus fréquentes de mortalité, par suite du nombre considérable d'enfants dont elle décide l'envoi en nourrice. Parmi les ouvriers, principalement lorsque la femme gagne ce qu'on appelle une bonne journée, on nous dit : La mère ne peut quitter son travail. Ici, c'est l'intérêt qui est mis en avant, mais c'est un intérêt mal compris. Une femme, dans le cas dont il s'agit, peut gagner de 50 à 60 francs par mois; mais il faudra payer 20 à 25 francs à la nourrice, sans compter la layette, les voyages et tous les petits frais accessoires qui peuvent porter la dépense à 35 ou 40 francs. Et pour un bénéfice incertain de 15 à 20 francs, vous livrez la vie de l'enfant à tous les hasards de l'allaitement mercenaire, et vous compromettez, presque à coup sûr, la santé de la mère; sans compter que, lorsque l'enfant reviendra, s'il revient! il vous faudra encore dépenser de l'argent et perdre du temps.

Nous l'avons dit, l'éducation de l'enfant n'exige ni tous les soins, ni tous les instants de la mère; loin d'être un obstacle, le travail est nécessaire; une bonne nourrice est celle qui travaille ; d'abord elle a moins de temps pour s'occuper de l'enfant, et ne peut lui donner que les soins nécessaires pour son alimentation et la propreté; l'enfant ne veut pas autre chose. Elle ne peut jouer sans cesse avec lui, le porter continuellement sur ses bras, ni lui créer à chaque instant des sensations nouvelles; mais c'est tout ce que nous demandons, et tout ce qu'exige une éducation bien entendue.

Donc, la femme de l'ouvrier qui nourrit, doit

travailler et peut encore au moins gagner 25 à 30 francs par mois. Le bénéfice est le même, et ce qui est bien préférable, vous avez augmenté les chances de vie de l'enfant et assuré la santé de la mère.

Enfin, on a encore mis en avant, pour empêcher la mère de nourrir, les chagrins, les révolutions occasionnés par les affaires, en un mot, on a invoqué tous les accidents de la vie. Sans doute ils sont à redouter; mais la nourrice, que vous payez fort chère, en est-elle donc à l'abri ? Pensez-vous que l'attachement qu'elle ressent pour votre enfant, lui fera mieux supporter les contrariétés et les revers de l'existence ? Voyez ces pauvres mères, que la misère et les chagrins de toute sorte accablent, elles élèvent cependant leurs enfants; l'amour maternel les soutient, leur sert en quelque sorte de palladium.

De tout ce qui précède, nous sommes en droit de conclure : L'allaitement est une fonction physiologique de l'économie, tout aussi physiologique que la grossesse ; il en est le complément nécessaire. Il est aussi dangereux de vouloir arrêter cette fonction que d'arrêter une grossesse, et l'on sait combien sont graves les suites d'un avortement provoqué.

En supprimant la lactation, non-seulement vous privez l'enfant du seul aliment qui soit en rapport direct avec l'état de ses organes ; mais encore vous exposez certainement la mère aux accidents et aux dangers que nous avons décrits plus haut, sans chercher en rien à en assombrir le tableau.

Enfin, règle générale, toute femme qui a pu concevoir, mener sa grossesse à terme et dont l'enfant naît bien constitué, peut et doit allaiter. Il ne faut pas plus de force et de santé pour nourrir un enfant, que pour nourrir un fœtus. Bien plus, nous affirmons, pour l'avoir observé souvent, que de jeunes mères, dites *délicates*, faisaient de très-forts et de très-beaux nourrissons ; et jouissaient d'une meilleure santé pendant l'allaitement qu'avant ou après. Qui ne connaît l'influence, souvent heureuse, d'une grossesse suivie de l'allaitement, sur la tuberculose dont la marche semble être suspendue pendant toute leur durée.

Sans doute cette règle comporte des exceptions. Si la mère est atteinte d'une maladie organique, de tubercules par exemple, il est probable que l'enfant porte en lui le germe de cette affection, puisque c'est avec le sang de sa mère qu'il s'est développé. Dans ce cas il est prudent, nous disons même que c'est un devoir pour le médecin, de défendre rigoureusement l'allaitement par la mère et de faire nourrir l'enfant par une étrangère, afin de refaire autant que possible sa constitution. Il peut encore arriver que les glandes mammaires de la mère soient peu développées et incapables de produire le lait nécessaire. Ici il y a impossibilité physique par insuffisance. Mais à part les cas exceptionnels fort restreints, et que le médecin seul peut connaître ou prévoir, nous le répétons avec conviction, non-seulement l'intérêt de l'enfant, mais encore plus celui de la mère, sa santé, sa vie même, son bonheur domestique, la morale enfin, exigent impérieusement que la femme accomplisse dans toute leur étendue les devoirs de la maternité.

APPENDICE

DE LA NOURRICE.

Lorsque, dans un cas de nécessité absolue, on est obligé de confier l'enfant à une nourrice, il ne faut arrêter son choix qu'avec la plus grande circonspection, et après avoir exigé, de celle que l'on choisit, la promesse formelle de ne donner à l'enfant que le lait de ses seins, ou en cas d'insuffisance et comme adjuvant, du lait de vache ou de chèvre, à l'*exclusion de tout autre aliment ;* en un mot, d'élever l'enfant qu'on lui confie d'après les règles que nous avons tracées.

Quant aux qualités physiques qu'une bonne nourrice doit présenter, on les trouve très-détaillées dans tous les auteurs, notamment dans l'excellent travail de M. le docteur Donné. Mais à part l'état de santé, qu'il appartient au médecin de bien préciser, le reste n'étant qu'une affaire de goût ou de caprice, nous ne nous y arrêterons pas ; seulement nous dirons quelques mots sur le volume et la forme des seins.

En général le volume du sein n'indique pas toujours une sécrétion abondante de lait, c'est la grosseur de la glande mammaire qui seule doit servir de base dans cette appréciation. Souvent en effet, dans les seins volumineux, cette glande est tellement cachée dans le tissu cellulaire, qu'elle en est comme atrophiée et gênée dans sa fonction. Ses canaux excréteurs ne peuvent se déployer ni s'allonger suffisamment pour laisser couler le lait. Aussi, n'est-il pas rare de rencontrer des femmes avec des seins très-développés, qui ne donnent qu'une quantité de lait tout à fait insuffisante. Nous en avons vu plusieurs chez lesquelles la sécrétion était entièrement nulle.

Ensuite, comme la forme de ces seins est en général sphérique, il en résulte une grande gêne dans l'acte de la succion. Comme il arrive presque toujours, dans ce cas, que le mamelon est peu développé, ou caché dans l'épaisseur du tissu cellulaire, l'enfant est obligé de le saisir en entier dans sa bouche et se trouve ainsi avoir le nez en-

foui dans le sein. Il en éprouve une grande diffi-
culté à respirer ; cela occasionne souvent des accès
de suffocation, et des quintes de toux, par suite du
passage du lait dans le larynx, pendant un effort
de respiration, qui obligent le nouveau-né à
suspendre fréquemment la succion.

Enfin, alors même que le lait est abondant, ce
volume et cette forme des seins dénotent presque
toujours, chez les femmes qui en sont pourvues,
une constitution lymphatique, qui doit les faire
refuser. C'est donc toujours le développement et
le volume de la glande qui nous guide dans le
choix d'une nourrice. L'enfant y trouve un grand
avantage ; les seins présentant alors une forme un
peu allongée, et un mamelon saillant, il peut
exercer la succion sans gêne et sans accidents.
L'expérience nous a appris du reste que, dans ces
conditions, le lait était souvent sécrété en grande
abondance. Ce qui expliquerait la présence de
gros bébés dans les bras de mères petites et d'apparence chétive.

Maintenant le plus important pour nous, dans
le choix d'une nourrice, c'est son âge et l'âge de
son lait ; son caractère et sa moralité.

Les auteurs ne sont pas d'accord sur l'âge que
doit avoir la nourrice. Aetius accordait de vingt

ans au moins jusqu'à cinquante. MM. Becque-
rel et Vernois placent la période physiologique de
la femme, au point de vue de la sécrétion du lait,
de vingt à trente ans. C'est également cet âge que
nous adoptons, bien que nous ayons vu des
femmes de quarante-deux ans élever de beaux
nourrissons.

Le point essentiel, qui doit surtout fixer l'attention, c'est l'âge du lait, c'est-à-dire l'époque à laquelle la nourrice est accouchée. Ici les avis sont
encore plus partagés que pour l'âge de la nourrice. .
Mauriceau voulait que le lait ait au moins deux
mois, et jamais plus de quatre; Lervet prétendait
que l'âge du lait n'avait aucune valeur, et que l'on
trouvait de vieux laits très-bons et très-abondants.
M. Donné accorde de six semaines à huit mois.
M. Chailly fixe l'âge à un an. M. Michel Lévy dit
qu'après six mois le lait n'est plus approprié au
nouveau-né.

Nous ne saurions partager aucune de ces opi-
nions, il est bien évident pour nous qu'aucune
d'elles ne satisfait au vœu de la nature, qui exige
que le lait ait le même âge que l'enfant. Il faut
donc ne donner à celui-ci qu'une nourrice accouchée le jour même qu'il est né. Mais comme cela
est difficile à rencontrer et qu'il faut de toute né-

cessité une nourrice à l'enfant, nous pensons que le lait de celle-ci ne doit pas avoir plus d'un mois, c'est-à-dire ne pas avoir atteint entièrement sa période physiologique. Nous savons que le premier lait de la mère possède des qualités spéciales que les médicaments ne sauraient suppléer, et que sa consistance n'augmente qu'à mesure que les organes de l'enfant se développent. Or, si la nourrice de l'enfant est accouchée depuis trois mois par exemple, c'est le cas le plus ordinaire, son lait n'est plus en rapport avec les organes du nouveau-né, et trop riche en principes nutritifs, il peut occasionner des indigestions, des vomissements, des coliques et de la diarrhée. C'est là, du reste, ce qui arrive le plus souvent dans les premiers jours, les enfants les mieux constitués maigrissent et ont l'air de souffrir; cela tient uniquement à un lait trop vieux. Aussi conseillons-nous de refuser, avec fermeté, une nourrice accouchée depuis plus d'un mois, non-seulement parce que passé cette époque son lait sera mal supporté, mais encore parce qu'il n'est pas rare de voir tarir bientôt, chez elle, la sécrétion laiteuse. En effet, la glande mammaire accoutumée à une excitation assez forte, par suite d'une succion faite par un enfant âgé, ne percevant plus tout à coup cette excitation, pour en éprouver une plus douce, cesse peu à peu de fonctionner et ne tarde pas à ne plus sécréter de lait en quantité suffisante, nous en avons souvent observé des exemples.

Si la nourrice doit être aussi récemment accouchée que possible, lorsqu'il s'agit de lui confier un enfant qui vient de naître, et si, par suite d'accident ou de maladie, on est obligé de la changer, il faut éviter que celle qui la remplacera, soit accouchée longtemps après la naissance de l'enfant. Car si un lait trop vieux n'est pas supporté, un lait trop jeune ne remplit pas le but de la nature, et on observe alors un temps d'arrêt bien prononcé dans la nutrition et le développement du nourrisson auquel il est donné. Il maigrit rapidement et perd ses forces. Ce temps d'arrêt persiste, jusqu'à ce que le lait de la nouvelle nourrice ait acquis plus de consistance, et soit plus en rapport avec les organes qu'il est appelé à nourrir; en un mot. qu'il soit arrivé à l'âge de l'enfant. Enfin une recommandation importante, c'est d'exiger absolument que la nourrice quitte son enfant à elle ou le sèvre, à l'instant où elle prend un nourrisson. Non pas qu'une femme ne puisse nourrir deux enfants à la fois, surtout lorsqu'ils sont jumeaux; mais parce que son enfant

étant plus âgé, tient le sein plus longtemps et consomme plus de lait. Or, comme la nourrice est
mère avant tout, le nourrisson n'a le sein qu'après
son enfant, et doit se contenter de ce qu'il y laisse,
et, s'il n'en reste pas assez, elle suppléera à la
quantité par des bouillies ou des panades. Tout
récemment, on nous présentait un enfant élevé
dans ces conditions. Il n'était pas encore malade,
mais il allait le devenir. Déjà il était triste et indolent, et le ventre commençait à grossir. Les
aveux de la nourrice confirmèrent l'opinion que
la vue de ce pauvre enfant nous avait fait concevoir. Sur nos conseils, la mère le confia à une
autre nourrice et l'enfant reprit rapidement sa
santé et sa gaîté. Nous pourrions multiplier les
exemples à l'infini.

La nourrice devra être d'une moralité notoire;
laborieuse et sobre; d'un caractère doux et pa-
tient; elle sera propre, intelligente et elle aimera
les enfants. Il faut que son mari présente aussi
des garanties de moralité; qu'il ait les mêmes qualités que sa femme; qu'il soit surtout laborieux et
adonné à un travail fatigant.

Il faut s'enquérir avec soin si leur intérieur est
tranquille et tenu proprement; si leur nourriture
est saine et suffisamment abondante; enfin, si

leur habitation est bien exposée, bien aérée, et si elle est exempte d'humidité.

Tout ce qui précède s'applique également à la nourrice dite sur lieu, c'est-à-dire qui reste dans la famille de l'enfant. Les seules remarques à ajouter sont : que dans les premiers jours de son arrivée, sa nourriture doit être, autant que possible, la même que celle à laquelle elle est accoutumée ; elle ne doit la changer que peu à peu ; s'astreindre à un travail modéré, et ne sortir qu'aux heures que nous avons indiquées en parlant de l'exercice du nouveau-né, et toujours sous la surveillance de la mère.

DE L'ALLAITEMENT ARTIFICIEL

L'allaitement artificiel consiste à donner au nouveau-né, que l'on prive de sa mère ou d'une nourrice, le lait d'un animal, vache, chèvre, etc., au moyen d'un biberon ou de toute autre manière.

On a beaucoup écrit et beaucoup dit sur cette méthode d'éducation. Les uns la proscrivent quand même; les autres la préconisent et la considèrent à l'égal de l'allaitement par la nourrice.

Nous répéterons ici ce que nous avons dit de l'allaitement mercenaire; l'allaitement artificiel ne mérite pas plus les éloges qu'on lui a prodigués, qu'il n'est la cause unique de tous les malheurs dont on l'accuse. Ici encore, la plus grande part de responsabilité appartient à l'homme, et à son ignorance complète de la manière d'élever les enfants; chacun voulant les élever à sa guise, au lieu de suivre les lois tracées par la nature et affirmées par la science.

En effet, cette manière d'élever les nouveau-nés, appliquée d'après les principes que nous avons établis pour l'éducation physique de l'enfant à la mamelle, peut donner de bons résultats. Nous préférons, dans certains cas, l'allaitement artificiel à l'envoi en nourrice ; parce que, si l'enfant est privé du lait de sa mère, il continue au moins à en recevoir les soins, que rien ne saurait remplacer.

Quel que soit le motif qui force à employer l'allaitement artificiel, la seule différence qu'il doive présenter avec l'allaitement maternel, c'est qu'au lieu de prendre le lait au sein de sa mère, l'enfant le prend au biberon.

L'éducation physique et morale doit toujours être la même que celle que nous avons indiquée ; c'est toujours *uniquement* du lait qu'il faut donner, en ayant soin qu'il se rapproche le plus possible, par ses qualités, du lait de la mère et de l'âge de l'enfant.

De tous les animaux qui peuvent fournir du lait, vache, chèvre, ânesse ou brebis, c'est celui de la vache que l'on emploie le plus ordinairement. Nous ne reviendrons pas sur les qualités physiques du lait. Nous indiquerons seulement comment on peut lui donner approximativement les caractères de celui de la mère, en y ajoutant de l'eau ou un décocté quelconque ; dans quelles proportions ces coupages doivent être faits ; et dans quelles circonstances on peut avoir recours à ce mode d'éducation.

Le lait doit être, autant que faire se peut, récemment trait, et, si l'on a une vache à sa disposition, on le donnera tout chaud, après l'avoir passé à travers un tamis. A Paris, nous préférons le lait provenant du dehors, à celui des nourrisseurs de la ville, dont les vaches ne sortent pas. On peut le couper avec de l'eau pure ou un décocté de gruau. Le meilleur coupage se fait avec du petit-lait préparé sans acide, comme le conseille Gardien, qui donne la formule suivante :

« Faites bouillir, sur un feu modéré, du lait récemment trait et bien battu avec des œufs frais ; dès que le coagulum est formé, on jette le tout sur un filtre et on obtient un petit-lait très-doux. »

Quel que soit le lait que l'on emploie, pur ou coupé, il faut toujours y ajouter une petite quantité de sucre.

On doit constamment le donner tiède, jusque vers le sixième mois ; à cette époque, si l'on est en été, on peut habituer l'enfant à le boire à la température de l'air ambiant.

Dans tous les cas, il faut bien se garder de faire

bouillir le lait qui, dans cet état, devient très-difficile à digérer et peut occasionner des vomissements et des diarrhées. On fait chauffer préalablement la quantité nécessaire d'eau ou de décocté, et on la mêle au lait, que l'on rend tiède par ce moyen. Quand on emploie le lait pur, on le chauffe au bain-marie.

Lorsque l'on veut employer l'allaitement artificiel, il faut, pendant les deux premiers mois, ajouter au lait deux tiers d'eau ; de deux à quatre mois, moitié ; de quatre à six mois, on donne trois quarts de lait pour un quart d'eau. A six mois, on le fait prendre pur.

A tous les moyens mis en usage pour faire prendre le lait à l'enfant, nous préférons le biberon, ou, à défaut de biberon, une petite bouteille dont le bouchon est percé d'un trou à son centre et enveloppé d'une toile fine. Le biberon est le mode de préhension qui se rapproche le plus de la préhension naturelle. Il permet à l'enfant de prendre le lait d'une manière lente et continue, et ne l'expose pas à la suffocation, ni à avaler une grande quantité à la fois. La digestion en est plus facile et plus prompte : avantages que l'on ne trouve pas dans l'emploi de la cuillère, et surtout dans celui du petit pot.

Dans quelles circonstances peut-on avoir recours à l'allaitement artificiel, pour en retirer de
véritables services? Ces circonstances, disons-le
de suite, sont fort restreintes. Ainsi, nous le proscrivons formellement pendant les deux premiers
mois qui suivent la naissance. Nous savons que
rien ne peut remplacer le lait de la mère pendant
cette période de la vie de son enfant, pas même la
nourrice.

Ce n'est que vers le troisième mois, que nous le
conseillons quelquefois, surtout la nuit, afin de
soulager la mère; alors que, pour une cause ou
une autre, son lait n'est plus sécrété en quantité
suffisante, ou lorsqu'on a lieu de craindre qu'il
ne soit plus assez nourrissant.

Nous l'employons encore lorsque l'enfant a atteint l'âge de quatre à cinq mois, et que sa mère
voit la sécrétion du lait s'arrêter brusquement,
ou lorsqu'elle se trouve dans un état de grossesse.

Enfin, c'est à l'allaitement artificiel que nous
avons recours, lorsque l'enfant est tombé dans les
mains d'une nourrice incapable, et que sa constitution est fortement ébranlée par une mauvaise
éducation. Souvent, nous avons réussi à rétablir
la santé chez des enfants arrivés à l'âge de cinq à

six mois et élevés dans ces conditions ; seùlement c'est à la mère seule que nous confions l'éducation de son enfant, par ce moyen. Une mère seule peut, croyons-nous, la mener à bonne fin.

Nous citerons, entre autres, un exemple concluant : Un enfant mâle, bien constitué et plein de vie, fut envoyé en nourrice près de Montléry. Au bout de deux mois, le père nous pria d'aller voir son enfant, qui, lui disait-on, avait une violente inflammation. Nous trouvâmes le pauvre petit, maigre, triste, indolent, couché sur les genoux de la nourrice, qui lui faisait avaler de la bouillie, qu'elle introduisait dans sa bouche avec les doigts. Nous déclarâmes au père que son enfant mourait de faim, malgré la bouillie épaisse dont on le gorgeait ; que toute sa maladie consistait dans une irritation du tube intestinal, causée par la présence de cet aliment plus qu'indigeste, et que, s'il laissait son enfant entre les mains de sa nourrice, il périrait infailliblement. La sage-femme de l'endroit, qui était présente, nous prenant en pitié, voulut bien nous expliquer que cet enfant avait une violente inflammation, dont il avait hérité de sa mère, et que celle-ci devait être heureuse que son enfant l'en eût délivrée (*sic*). Mais le père, tenant compte de notre opinion, emmena sur-le-champ son enfant, pour le placer chez une autre nourrice qui habitait en face sa demeure. Dans les premiers jours, la nouvelle nourrice ne donna que son lait à l'enfant : les accidents disparurent et il reprit de l'embonpoint et sa gaîté. Mais, vers la fin du second mois, il fut repris de diarrhée, maigrit de nouveau et redevint triste. Malgré nos recommandations précises, et malgré la surveillance de la mère, la nourrice avait ajouté au lait des panades et du tapioca, pour, disait-elle, fortifier l'enfant ! Sur notre conseil, la mère prit le parti de le reprendre et de l'élever elle-même au biberon, en se conformant aux règles que nous lui avions indiquées. Le résultat fut des plus heureux. L'enfant est aujourd'hui un grand garçon de huit ans, gros et vigoureux, qui n'a jamais été malade...

Cette observation nous a paru remarquable, à plus d'un titre. Elle prouve, d'une manière on ne peut plus certaine, la nécessité absolue du lait, comme *aliment unique* du nouveau-né; l'utilité du *lait seul* pour rétablir la constitution compromise par une alimentation contraire aux lois naturelles; elle démontre le danger de confier les enfants à des étrangères ignorantes et imbues de

préjugés aussi absurdes que funestes ; enfin, elle
enseigne qu'il est possible d'obtenir de bons résultats de l'allaitement artificiel, lorsqu'on l'emploie
d'après les principes que nous avons établis dans
ce travail.

TABLE DES MATIÈRES

FIN DE LA TABLE.